기침하는 의사 기침잡는 의사

염호기

박영사

_____님 惠存

의학의 길로 들어서게 해주신
　부모님과 사랑하는 가족에게, 그리고
호흡기 전문가로 성장하도록 수 많은
　가르침을 주신 의학 스승님과
환자분들에게 이 책을 드립니다.
　세상 모든 천식 환자가
치료할 수 있다는 확신과 믿음을
　갖게 되길 희망합니다.

　　　　　　　염 호 기 드림

천식, 치료 가능하다.

들어가면서
- 호흡기질환의 오해를 넘어 이해를 위하여 -

책을 쓰게 된 이유는 많은 사람이 기침을 오해하고 있기 때문이다. 기침은 질병이 아니라거나, 반대로 기침은 불치병이라고 생각한다. 기침은 질병도 아니고 더구나 불치병도 아니다. 기침은 호흡기 질병의 증상이다. 기침은 낫지 않는다는 이유로 고질병이거나 불치병이라는 오명을 쓰고 있다. 대부분 만성기침 환자를 보면 짧게는 수개월 길게는 수십년 동안 기침 하고 살았다. 기침을 달고 사는 것이다. 기침은 불편하지만 아주 힘들지 않기 때문이다.

그런데 문제가 생겼다. 코로나19 대유행으로 공공장소에서 기침을 하면 모두가 놀라고 싫어한다. 정작 기침하는 사람도 사람들의 시선이 따갑고 한편 미안한 마음이 생긴다. 코로나19 감염 대유행이 기침을 중요한 질병으로 인식하게 만들었다. 기침하는 환자가 병원을 찾게 되었다. 환자는 치료를 받아도 좋아지지 않는다고 호소한다. 코로나19 후유증인지, 코로나19가 기저질환을 촉발한 건지, 다른 질병이 발생된 건지, 그사이 또 다른 감염이 생긴 것인지 등 이러한 상황이 복합적으로 나타난 것인지 구별이 어렵다.

만성기침 환자들의 이야기를 들어보면 기침이 왜 없어지지 않는지 이해가 간다. 기침이 없어지지 않는 첫째 이유는 기침을 대수롭지 않게 생각하기 때문이다. 환자들은 잔기침, 마른기침, 밭은기침 등 이런 말로 표현한다. 이렇게 말하는 이면에 큰 병이 아니라는 마음이 스며있다. 수십 년 동안 기침하고도 대수롭지 않게 생각한다. 기침이란 증상은 있다가 없다 하고 저절로 좋아지기도 한다. 약물이나 민간요법을 하면 또 잠시 좋아지기도 한다. 기침이 없어지지 않는 두 번째 이유는 우리나라 기침 문화가 관대하기 때문이다. 굳이 병원을 찾지 않고 살아갈 수도 있지만, 코로나19 감염으로 인하여 일상생활에서 불편하게 되니 병원을 찾는다. 마지막 이유는 사람들이 기침을 불치병이라고 생각하기 때문이다. 예전부터 어른들이 기침은 불치병이라고 하였다. 선대 어르신들이 평생 해소기침을 하다 돌아가셨다. 만성기침을 하는 본인 경험도 수년 또는 수십년 동안 기침을 해 보니 불치병처럼 느껴진다. 불치병이지만 혹시 하는 마음에 병원을 찾는다.

책을 쓰게 된 또 다른 이유는 만성기침 환자들의 치료 때문이다. 만성기침 환자들이 어렵게 병원을 찾았지만 제대로 치료받지 못하고 있다. 왜냐하면 호흡기 전문가를 만나기 어렵기 때문이다. 만성기침의 주요 원인인 천식의 경우 흡입기가 가장 기본적인 치료이다. 하지만 건강보험심사평가원 자료에 따르면 1차 의료를 담당하는 의원급 의료기관에서 천식 상병에 흡입기 처방률은 30%가 되지 않는다. 대부분 적합하게 치료받지 못한다는 의미이다. 게다가 흡입기를 처방받아도 제대로 사용할 가능성은 매우 희박하다. 답답한 마음에 많은 사람이 볼 수 있도록 문제를 지적하고 대안을 제시한다. 기침하는 원인 질병을 치료한다면 기침은 저절로 좋아진다.

마지막으로 의사들의 호흡기질환에 대한 인식을 바꾸고 싶다. 환자들이 불치병이라고 생각하는 것은 이해된다. 기침을 정말 오랫동안 했기 때문이다. 하지만 의사들마저도 기침을 치료하기 어려운 질환으로 인식한다. 특히 기침의 주요 원인 질환인 천식이나 만성폐쇄성폐질환(COPD)의 경우 치료되지 않는다고 생각하는 의사들이 적지 않다. 오래전 학생 때 배웠거나 전공이 아니기 때문이라고 치부할 문제가 아니다. 의학은 변화하고 있다. 매일 같이 새로운 정의와 지식이 나온다. 이 책을 읽는 의료진들이 호흡기질환의 진단과 치료 및 치료 방법에 대한 변화를 인지하고, 환자에게 더 나은 설명과 확신을 제공하는 계기가 되길 바란다.

이 책이 나오기까지 나의 호흡기 의사로서 또한 한 인간으로 성장하고 발전하도록 도움을 주신 모든 분에게 감사 인사를 드린다. 졸고를 보내 추천사를 써 달라고 하기에 부끄러워 졸고가 탄생하기까지 감사해야 할 분들에 대하여 지면을 통해 감사 인사 말씀을 올린다.

전공의 시절 아무것도 모르는 신출내기 의사를 호흡기 전문의로 이끌어주신 김동순 교수님께 가장 먼저 인사를 드린다. 전공의 시절 당시에는 다들 지독하다고 느낄 만큼 호흡기 내과가 어려웠다. 하지만 그런 와중에도 나에게 이 정도로 열심히 해야 한 분야에서 일가를 이룰 수 있다는 깨달음을 주셨다. 일을 할 때는 아무리 엄격하셔도 개인적으로 만나면 누구보다 부드러우신 한 여성이고 어머니이시고 부인이시며 며느리 역할을 다하고 계신 모습을 보면서, "남성은 시부모님도 안 모시고 애도 안 낳고 집안일도 안 하면서 병원 일도 못한다."고 당당하게 하시는 말씀이 아직도 마음 깊숙이 남아 있다. 국제학회에 참가하여 당시에 "유일한 제자"라고 외국 학자에게 소개하신 말씀을 마음에 새기고 살게 되었다. 스승의 명예에 누가 되지 않으려 노력했다.

삶에 대한 지혜와 처세 그리고 미래를 내다보는 혜안을 가지신 김건상 원장님께 감사드린다. 김건상 원장님을 따라 하기만 하면 잘될 것 같아 스승이라는 말이 저절로 나오게 하시는 분이다. 언제 어디에서나 지켜봐 주시고 응원과 배려를 받기만 하여 어떻게 감사를 드려야 할지 모르겠다. 머리 숙여 감사드린다.

전임강사로 임용받고 같은 호흡기내과 전공 의사로서 뿐만아니라 개인적으로 기쁠 때나 어려울 때나 항상 든든한 지지자요, 멘토요, 스승이요, 여행의 동반자요 인생의 반려자 같은 최수전 선생님께 감사드린다. 선한 마음과 평생을 같이 동고동락한 선배님의 격려와 지지가 없었더라면 교수 생활을 잘하지 못하였을 것 같다.

호흡기 내과에서 저와 가장 가까이에서 호흡기 내과를 이끌고 왔던 박이내 교수에게 감사드린다. 서울백병원의 마지막까지 진정성이라는 것이 무엇인지 깨닫게 해 주었다. 어떻게 감사를 전할지 표현할 길이 없다. 묵묵히 지지해주고 때로는 촌철살인의 통찰로 본질을 꿰뚫어 본다. 원칙을 지키고 살기 때문에 사람들은 늘 그녀를 두려워한다. 무서우리만큼 진지할 때도 있지만 그 잣대는 나에게만 한없이 부드러움을 느낀다. 후배 의사이지만 존경과 감사를 드린다.

사람은 가까이하는 사람들에 의하여 평가된다. 한없이 유능하고 존경받지만, 품격과 능력보다 더 깊이 겸손해야 한다는 것을 몸소 실천하고 계시는 대한의학회 구성원들을 알게 해 주신 김건상 원장님께 다시 한번 감사드린다. 어떻게 살아야 하는지 인생의 멘토가 되어 주심에 더욱 감사드리고 평생 원장님의 가르침을 마음에 품고 사는 것이 행복하다. 대한의학회에서 뵙게된 장성구 선생님은 겸양과 원칙이 무엇인지 몸소 실천하셔서 잠시라도 가까이 가면 이내 물들어 버린다. 선생님의 넘쳐흐르는 기운에 가까이하는 것만으로 나의 도덕과 가치가 올라가는 듯하여 언제나 만남이 즐겁다. 후학에게 모르는 것을 모른다고 하는 용기와 때론 누구도 생각하지 못하는 기발하고 비수 같은 말씀은 부족한 나를 일깨운다. 매년 책을 내시는 모습에 부럽기도 부끄럽기도 하다. 타고난 재능과 지성이 차고 넘치고, 취미 수준을 넘어선 작품들보다 옳고 그름에 대하는 용기가 더 부러운 정지태 회장님을 모시게 된 것도 큰 행운이다.

지금까지 살아오면서 감사해야 할 분들이 너무나 많다. 아무리 잘해도 칭찬에 인색한 집사람에게 감사한다. 언제나 분발하게 하라는 의미라는 것을 알고 있다. 오랜 시간 재미없는 의사, 교수가 학회, 나랏일, 그리고 어줍잖은 책을 쓴다고 지루한 나날들을 함께 보내 주어 감사한다. 남은 평생을 두고 갚아도 다 못 갚을 것 같다. 마지막으로 이 책이 나오기까지 오랜 기간 나와 함께 해 주신 환자들, 학생들, 이진영 선생님, 이승원 회장님과 김의정 이사장님, 이원희 대표, 제강호 변호사, 마지막으로 가장 존경하고 사랑하는 아버님, 어머님께 이 책을 바친다.

2023. 8. 31.
기침하는 호흡기 의사 염호기

차 례

▸제 7 장   숨 쉬기 편한 호흡 환경을 만들려면?   / 171

기침하는 호흡기 의사의 숨겨둔 이야기

나는 기침하는 의사다. 기침 환자를 진료하는 호흡기 의사이다. 다르게 말하면 나는 알레르기 천식 환자다. 천식 환자를 주로 보는 호흡기 내과 의사이다. 대부분의 알레르기 환자가 그렇지만, 나도 계절에 따라 알레르기 비염도 있다. 늘 콧물을 달고 산다. 심하면 약을 먹고 치료하지만, 적당히 대증적 치료도 한다. 나의 천식은 꽃가루가 날리는 봄날 4월에 심하다. 이럴 때면 나만의 비방으로 고비를 넘긴다. 천식 관리를 잘한 덕분으로 기침을 거의 하지 않는다. 어떤 해는 주의해서 치료 없이 넘어가기도 한다. 의사로서 그리고 환자로서 경험한 천식에 대한 치료노하우(knowhow)를 사람들에게 알리고 싶다.

의사가 되어 환자의 심정으로 진료하라고 한다. 환자가 되어 보지 않으면 환자의 마음을 이해할 수 없다. 그렇다고 모든 병을 다 앓을 순 없다. 호흡기 전문의가 되어 내가 천식이 있다는 것을 숨기고 살았다. 한 유튜브 방송에서 환자의 질문을 받다가 답답한 마음에 나도 천식이 있다고 말해 버렸다. 유튜브 방송을 보고 환자들이 왔다. '선생님도 천식이 있다는 말씀에 공감이 갔습니다.' 이런 말을 듣고 환자들에게 숨길 이유가 없다는 생각이 들었다. 천식을 치료하다 보면 일부 낫지 않는 환자들이 있다. 이런 경우 의사의 지시를 잘 따르지 않는다. 의사가 자신은 병을 앓지도 않으면서 머리에 든 지식을 설명하는 느낌이 불신을 일으킨다. 환자는 의사에게 "당신은 아파 보지도 않으면서?"라고 생각할 수 있다. 의사가 환자의 입장으로 설명해야 하는데 천식이 어떻게 얼마나 고통스러운지 모르기 때문이다.

　암을 치료하는 의사의 이야기가 마음을 울린다. 환자의 항암제 치료 고통을 나누고 싶어 삭발하는 의사 이야기다. 나는 그럴 용기가 있을까? 마음 한편으로 존경스럽고 부럽기까지 했다. 질병을 대신 앓아 줄 수는 없다. 나는 천식 환자다. 스스로 결정하지 않았다. 천식 환자를 보는 의사에게 다른 질병이 아니라 천식이라는 질병이 있다는 것은 행운이다. 나는 호흡기내과 의사이다. 내가 정하지는 않았지만, 나의 이름도 '호흡기'에서 '흡'자를 뺀 '호기'이다. (물론 한자는 다르다.) 부모님이 태어날 때부터 호흡기를 하라고 이름도 그렇게 지으신 모양이다. 부모님께 머리 숙여 감사드린다. 저는 알레르기 천식 환자이자, 천식 환자를 진료하는 호흡기 전공 내과 전문의 염 호기입니다. 이 책을 읽으면서, 여러 가지 호흡기 증상과 질병에 대하여 오해를 풀고 올바른 이해를 통하여 호흡기 건강을 회복하기 바랍니다.

주의사항

1. 이 책은 순서 없이 읽어도 좋다. 제목을 보고 읽고 싶은 곳을 먼저 읽어도 좋다.

2. 기침과 대표적인 호흡기 질환은 중복되는 내용이 있다. 굳이 정리를 하지 않은 이유는 중요하다고 생각되어 여러번 강조하기 위함이다. 여러 곳에 글을 쓴 것을 모았기 때문이기도 하다.

3. 참고문헌을 적긴 했지만 일일이 본문에 표기하지 않은 것은 이 책이 엄격한 검증을 요하는 논문이 아니라 일반인들을 위해 가능한 쉽게 썼기 때문이다.

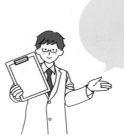

제1장

기침하십니까?
저도 기침합니다.

사랑없는 힘은 폭력적이며 무모하고,
힘없는 사랑은 감성적이고 활기가 없다.
-마틴 루터 킹 주니어-

기침에 대한 오해가 있다. 많은 사람이 기침은 병이 아니라고 한다. 일상생활에서 기침을 할 수도 있다. 그럼 기침은 무엇인가? 생활하다 보면 주변에서 늘 기침하는 사람을 발견한다. 의과대학에서 강의하면 약 100명 중 약 10명이 강의 시간 내내 기침한다. 주위에 아랑곳없이 아무런 거리낌 없이 기침한다. 끊임없이 들리는 기침 소리는 호흡기내과 의사에게 상당히 귀에 거슬린다. 정작 학생들은 무감각하다. 누구 하나 쳐다보지도 않는다. 항상 들어왔던 기침 소리다. 기가 막히는 노릇이다. 막상 기침한다고 눈치를 주면 왜 대수롭지 않은 기침 갖고 그러냐고 면박이라도 줄 것 같다. 참으로 관대한 기침 문화이다. 우리나라 사람들이 기침처럼 다른 일에도 관대했으면 더 살기 좋은 나라가 되었을 것이다.

청산해야 할 관대한 기침 문화

한국에서 기침 문화는 무한히 관대하다. 우리 기침 문화는 식당에서 마주 앉아 기침하는 것을 허용한다. 기침이 와도 자리를 피하지 않는다. 반대로 식사 중에 코를 푸는 것은 금기이다. 서양은 우리와 반대이다. 서양에서 식사 중 코 푸는 것은 비교적 자유롭지만, 기침해야 한다면 자리를 피해야 한다. 식사 중 기침하면 동료뿐만 아니라 식당 안에 있는 모든 사람이 쳐다본다. 기침을 통하여 '비말'이 빛과 같은 속도로 튀어 나가기 때문이다. 기침은 상대에게 오염과 감염을 일으킬 수 있다. 서양 문화에서는 기침은 질병을 의미한다.

> ※ 기침 예절이란?
> 기침할 때 비말의 속도는 초속 25m, 즉 시속 90Km이다. 바로 코앞에서 시속 90Km 속도의 자동차를 피할 순 없다. 기침하는 사람이 1m 앞에 있다면 단 0.04초 만에 피해야 한다. 아무리 빨라도 날라 오는 '비말'을 피할 수 없다. 어쩔 수 없이 기침해야 한다면 옷소매를 가리고 하거나 잠시 자리를 옮겨야 한다. 상대방을 존중하는 마음이 기침 예절의 시작이다.

기침에 관대한 우리 문화. 기침 문화를 바꾸자.

우리나라 기침 문화가 관대한 것이 혹시 이런 연유는 아닌지 의심해 본다. 동방예의지국 조선은 위 사람에게 아침 인사를 드릴 때 "기침(起枕)하셨습니까?"라는 말을 사용했었다. 발음이 같아 어른이 잠에서 깨셨는지 문안 인사가 "기침(起枕)"이다. 한옥의 특징은 마루에서 방으로 들어가게 되어 있다. 마루나 마당에서 인사를 올리면, 어르신이 헛기침으로 일어났음을 알렸다고 한다. 양반들은 남의 집에 가서도 '에헴, 이리오너라, 에헴' 이렇게 헛기침을 인사처럼 한다. 여기서도 기침이 나온다. 우리는 기침과 매우 친근한 문화를 갖고 있다.

잔기침, 밭은기침, 마른기침 모두 치료해야 할 기침이다.

우리나라에는 유독 기침에 대한 유사어가 많다. 밭은기침은 병이나 버릇으로 소리도 크지 아니하고 힘도 그다지 들이지 않으며 자주 하는 기침을 말한다. 습관적으로 기침을 하는 것이다. 잔기침이라고도 하는데 큰 병이 생긴 것 같지는 않지만 늘 사람을 괴롭히기는 마찬가지다. 잔기침도 밭은기침도 기침이다. 백일해나 오래된 감기에 걸리면 당나귀의 울음소리와 비슷하게 기침한다. 이때 기침을 당나귀기침이라 한다. 서양에서는 개가 컹컹거리며 짖는 소리와 비슷하다고 해서 "개 짖는 소리 기침"(barking cough)이라고도 한다. 주변의 관심을 끌기 위하여 억지로 만드는 헛기침도 있다. 억지로 만든 헛기침이 아니라면 모든 기침은 질병의 증상이다. 기침에 대한 오해를 풀고 기침의 원인을 밝혀 조기에 기침을 치료하여 기침 없는 세상을 만들자.

기침은 질병인가?

엄밀히 말하자면 이것은 오해다. 기침은 질병이 아니라 질병의 증상이다. 정상인도 신체 방어기전으로 기침한다. 가끔 음식을 먹다가 실수로 사레

들려 기침할 수 있기 때문이다. 대부분 호흡기질환의 증상으로 기침한다. 기침을 하는 원인 질병은 매우 다양하다. 대부분 호흡기질환은 기침을 동반한다. 감기에서부터 폐암에 이르기까지 어떤 호흡기질환이라도 기침을 할 수 있다. 천식이나 만성기관지염 등이 기침하는 대표적인 질환이다. 어쩌다 사레들리는 것과 같이 눈에 보이는 원인 없이 기침하면 질병에 걸렸다고 의심해야 한다. 기침은 질병이 아니라 질병의 증상이다. 기침은 증상이고 질병은 기침 뒤에 숨어 있다.

기침은 질병이 아니라 증상이다. 기침 뒤에 질병이 숨어 있다.

기침을 오래 하면 천식이 되는지 물어보는 사람이 종종 있다. 이것도 기침에 대한 오해이다. 반대로 이해하는 것이다. 천식이 있으면 기침을 오래 할 수가 있다. 잔기침이라도 오래 하면 목이 아픈 것은 물론이고 나중엔 갈비뼈가 부러지거나 복근 경직으로 복통, 횡격막 탈장, 객혈, 탈장, 요실금 등 다양한 2차적인 증상과 질병을 일으킨다. 이 글을 읽으시는 분들에게 이것만은 말하고 싶다. 기침은 질병의 증상이다. 만일 기침한다면 질병이 생긴 것이다. 기침 뒤에 숨어 있는 질병을 찾아 질병을 치료해야 기침이 낫는다.

기침을 오래 해서 천식이 생긴 것이 아니라, 천식이 있어 기침을 오래 한다.

기침은 질병이 있음을 알리는 신호이다.

많은 사람은 기침을 질병을 보지 않는다. 기침은 기침이지 질병이 아니란다. 그럼 왜 기침하는가라고 물어보면 딱히 이유는 없다. 감기라서, 알레르기 또는 가벼운 증상이라서 아니면 주변에서 흔히 기침하니까 기침은 병이 아니라고 생각할 수도 있다. 기침을 치료하려면 이런 생각을 바꾸어야 한다. 기침은 질병 때문에 생긴 증상이다. 그러니 질병을 치료해야 기침이 좋아진다. 어떤 질병인지는 알아보면 된다. 기침하는 원인 질병이 없다면 치료할 질병이 없으니 기침은 좋아지지 않는다. 기침하는 원인 질병이 있다고 해야 치료할 질병이 있는 것이고 기침이 치료될 가능성이 있다.

만성기침으로 고생하신 분들의 특징

만성기침으로 고생하시는 분들의 가장 큰 특징은 기침을 병이 아니라고 생각하는 것이다. 기침이 병이 아니면 치료할 필요도 없다. 기침하면서 살면 된다. 기침하는 것이 불편하기 때문에 병원을 찾게 된다. 그럼에도 불구하고 대수롭지 않게 생각하기는 처음 병원에 갔을 때나 오래 기침을 앓아도 크게 다르지 않다. 기침은 죽을 만큼 아픈 질병은 아니기 때문이다. 하지만 기침은 매우 불편하다. 기침을 내버려 두면 불편한 것에 그치지 않고 결국 숨이 차거나 많이 아프게 된다.

기침을 가볍게 여기는 것은 환자만의 잘못이 아니다. 기침으로 병의원을 찾으면 단순 감기라고 생각하는 의료진의 책임도 있다. 병의원에서 이런저런 검사를 하지만 뚜렷이 밝혀지는 원인도 없다. 환자들이 흔히 전하는 말이 있다. 기침을 해서 병원에 갔더니 여러 가지 검사를 했다고 한다. 그중에 흉부 엑스레이(Chest x-ray)도 정상이라고 들었다. 흉부 엑스레이가 아주 깨끗하다고 들었다고 한다. 그러니 나의 기침은 질병이 아니라는 의미를 강조한다.

기침 환자의 흉부 엑스레이는 정상이다.
호흡기에 구조적 질병이 없다는 것을 확인하기 위해 검사한다.

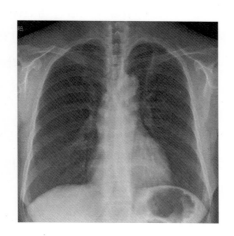

[그림 1] 정상 흉부 엑스선 촬영 사진
호흡기 환자의 흉부 엑스선 검사에서 정상이라는 의미는
아무런 문제가 없다는 의미와 다르다.

만성기침 환자에게 흉부 X-선 검사는 매우 유용하다. 우선 기침을 일으킬 수 있는 중요한 폐암, 폐렴, 폐농양, 간질성 폐질환, 폐기종 등 구조적 질환이 없음을 확인하기 위하여 꼭 필요한 검사이다. 아울러 천식과 같은 질환은 소기도 폐쇄가 있어 흉부 영상이 보통의 경우보다 더 깨끗하게 보일 수 있어 정상이 모두 정상이 아닐 수도 있다. 기침하는 환자의 흉부 X-선 촬영 검사가 정상이라고 하는 것은 구조적 질환이 없다는 의미이지 기침하는 원인이 없다는 의미는 아니다. 구조적 질환이 없음에도 불구하고 기침한다면 원인이

다른 곳에 있다. 즉 생리적이거나 구조를 변경하지 않는 염증성 질환을 의미한다. 흉부 X-선 검사는 간단하지만 중요하고 많은 정보를 제공한다.

⦿ 기침 다 나았어요.

오랫동안 기침을 달고 사는 사람들이 어렵게 병원을 방문한다. 만성기침 환자들은 의사가 기침이 치료될 수 있다고 해도 잘 믿지 않는다. 첫째는 최소 몇 년 이상 오랫동안 기침하여 이미 고질병으로 생각하고 있기 때문이다. 다음으로 기대 수준이 낮기 때문이다. 며칠 약물을 복용하고 기침이 다 나았다고 말하는 환자에게 물어 본다.

환자 : 약 먹고 기침이 완전히 좋아졌어요. 이제 살만합니다.
의사 : 하루 기침을 몇 번 하세요?
환자 : 아 네, 하루에 10번에서 20번 정도는 하죠! 그래도 예전에 비하면 기침을 안 하는 것과 같아요.
의사 : 기침은 하루 한 번도 안 해야 정상입니다.
환자 : 그렇게 되면 좋겠지만 그렇게 되겠어요?
의사 : 치료에 대한 확신과 믿음이 없으신 것 같아요.
　　　정말 하루에 기침을 한 번도 안 하게 됩니다.
환자 : 네, 정말 그렇게 되었으면 좋겠어요. 감사합니다. 열심히 치료 받아 볼께요.

기침 치료의 시작은
치료될 수 있다는 믿음을
갖게 하는 것이다.

기침의 치료 목표

기침의 치료 목표는 기침 횟수를 줄이는 것이 아니라 완전히 없애는 것이다. 기침을 심하게 하다가 약을 먹으면 조금 나아진다. 견딜 만하니 더 이상 치료받지 않는다. 환자에게 기침을 하루에 몇 번이나 하냐고 물어본다. 환자는 그래도 하루 10~20번은 하지만 처음에 비하면 거의 다 나았다고 말한다. 천식의 경우 1개월에 한두 번 기침하면 경증 천식이다. 기침을 하루에 한 번도 하지 않는 것이 정상이다. 일주일 아니 1개월에 한 번도 기침을 안 하는 것이 치료의 목표이다. 오래된 기침이 없어질까? 의심하시는 분들이 많다. 물론 재발 가능하지만, 만성기침은 반드시 치료된다.

> 기침을 적당히 줄이는 것은
> 산불을 완전히 끄지 않는 것과 같다.
> 기침 치료의 목표는 기침을 완전히 없애는 것이다.

의사는 치료 의지가 있는 사람을 도와줄 수 있지만, 치료 의지가 없는 사람을 치료할 수는 없다. 잔기침을 가볍게 여겨서 결국 합병증이 나타나야 병원에 오시는 분들에게 말씀드린다. 기침은 치료 가능한 질병이라는 것을 믿고 치료받으면 기침 없이 살 수 있다. 믿는 자에게 복이 온다.

자기부정의 기침

많은 사람이 기침을 대수롭지 않게 생각한다. 기침하는 사람도 기침하는 줄도 모르고 지내는 경우가 많다. 가족들이나 동료가 기침한다고 지적해

주기 전까지 본인이 기침한다고 느끼지 못하는 경우가 허다하다. 심지어 동료나 가족이 기침한다고 해도 본인은 기침이 없다고 우긴다. 그만큼 자신의 기침을 스스로 인지하기가 어렵다. 기침은 기침하는 사람에게 자기를 부정하게 만든다. (병이 생겼다는 것을 인정하고 싶지 않은 마음은 누구에게나 있다.)

암 환자가 자신이 암에 걸렸다는 것을 알게 되면 처음에 충격을 받고 불안해하며 질병을 부정한다. 처음 반응이 부정이고 다음이 분노이다. 분노가 가라앉으면 현실을 인정하고 수용단계로 들어가지만 우울해진다. 치료에 대한 믿음으로 마음에 편해지는 '낙관기'를 거쳐서 영적인 단계로 들어간다. 마음이 초월해진다. 천식도 마찬가지다.

천식이라는 진단 앞에 환자들의 반응은 암에 걸린 것처럼 유사하게 반응한다.

- ♣ 설마 내가 왜 하필 천식인가요?
- ♣ 평생 기침해 보긴 처음이에요!
- ♣ 나는 알레르기 같은 것 없어요!
- ♣ 가족 중에 천식 환자도 없다고요!
- ♣ 나는 천식이 아닐 거예요!

이런 말을 쏟아 낸다. 경증 천식을 진단하기는 쉽지 않다. 문진과 신체진찰 및 여러 가지 검사 결과를 통하여 천식으로 인한 기침으로 판단한다. 경증천식은 치료를 통해 진단되기도 한다. '기침 형 천식(cough variant asthma)'이라는 질병도 있다. 천식의 초기에 다른 증상 없이 기침만 하는 천식이라는 의미이다. 기침의 원인이 감기라고 해서 감기 치료를 하면 감기만 좋아진다. 기침의 원인 질환이 천식이라면 천식을 치료해야 기침이 낫는다.

기침은 호흡기를 보호하기 위한 정상적인 신체 반응이다. 호흡하다가 이물질이 기도에 들어가면 기침하여 배출한다. 대표적인 경우가 침이나 음식물이 기도에 들어가 사레들리면 기침한다. 사레 기침은 순간 매우 괴롭다. 병에 걸린 것이 아니기 때문에 기침에 대하여 대수롭지 않게 생각한다. 이런 경우를 제외하고 수없이 많은 호흡기 질병의 증상으로 기침을 한다는 것을 잊으면 안 되겠다. 특히 감기에 의한 기침은 1주일을 넘기지 않는다. 1주일 이상 기침한다면 감기가 아닐 가능성이 있다. 기침에 대한 정밀 진단을 받아볼 필요가 있다. (정기검진, 국가암검진 등 효용성도 불확실한 검사를 매년 받으면서, 정작 몸이 아픈데 검사를 꺼리는 이유는 혹시 큰 병이라도 생겼을까 두려움이 앞서기 때문이다.)

🫁 감기가 잘 낫지 않아요.

기침에 대한 또 다른 오해가 있다. 사람들은 기침이 나면 감기에 걸렸다고 생각한다. 기침과 감기라는 용어를 혼용하기도 한다. 오래 기침한 사람이 병원에 와서 첫마디가 감기에 걸렸다고 한다. 기침하는 사람들은 감기 때문에 기침한다고 생각한다. 기침하면 감기라고 생각하는 것이다. 기침을 오래 한 사람들이 병원에 와서 감기가 잘 낫지 않는다고 말하는 이유이다. 이해를 돕기 위하여 사례를 소개한다.

환자 : 선생님, 감기가 잘 낫지 않아요?
의사 : 아! 네. 왜 그렇게 생각하세요? 어떤 불편하신 증상이 있으세요?
환자 : 기침이 낫지 않아요.
의사 : 기침을 얼마나 오랫동안 하셨어요?
환자 : 한 달 두 달 된 것 같아요.

의사 : 감기가 그렇게 오래가지는 않습니다. 기침하는 원인이 있을 겁니다.

환자 : 그러면 큰 병에 걸린 걸까요? 결핵이나 폐암은 아니에요?

의사 : 자세히 진찰과 검사를 해 보고 치료해 드리겠습니다.

♣ 기침하는 환자들이 흔히 하는 말이다. 자세히 물어보면 기침이 단순하지 않음을 알 수 있다.

- 감기 기운은 좋아졌는데 기침이 계속돼요?
- 아픈 곳이 없는데, 마른기침만 해요.
- 밤만 되면 기침해요?
- 한번 기침이 시작되면 가슴이 아플 정도로 기침해요.
- 기침을 수십, 수백 번 해요.
- 특정한 장소에 가면 기침해요.
- 찬바람을 맞으면 기침해요.
- 감기 기운은 좋아졌는데 이후 기침한 지는 오래 되었어요.
- 약 먹으면 조금 좋아졌다가 다시 시작해요.
- 기침한 지는 기억하지 못할 정도로 오래되었어요.
- 감기 기침하는데 숨이 차요.
- 기침하면서 가슴이 답답해요.

환자들은 기침을 오래 했음에도 불구하고 감기라고 생각하고 지낸다. 감기라고 생각해야 큰 병이 아닐 거라는 자기암시가 포함되어 있다. 약을 먹으면 조금 좋아지는 느낌은 들지만 기침이 계속된다. 환자에게 자세히 물어보면 특이한 기침 증상을 호소한다. 기침은 새벽이나 저녁에 심하다. 어떤 날은 멀쩡하다가도 갑자기 심해진다. 감기 기운은 좋아졌는데 기침이 계속

된다고 한다. 특별히 아픈 곳이 없는데 마른기침을 호소한다. 낮에는 멀쩡하다가 밤만 되면 기침하기도 한다. 교회에서 찬송가를 부르거나, 특정한 장소에 가면 기침을 한다. 찬바람을 맞으면 기침을 해서 목을 감고 다닌다. 잘 지내다가도 기침하기 시작하면 참을 수 없이 한동안 계속한다. 한마디로 언제부터인지 자신도 기억할 수 없을 정도로 기침한 지는 오래된 것 같다. 참 도깨비같이 예고 없는 기침이 나타난다. 감기로 인한 기침은 1주일 이상 지속되지 않는다. 한 달 이상 오랫동안 기침하면 다른 질병을 의심해 보아야 한다.

🫁 기침의 원인을 알기 위하여 자가 진단해 보자.

기침 이외에 부가적인 소견을 점검하여 자가 진단할 수 있다.

1 담배를 피우는가?

담배 때문에 기침할 수 있다. 지금까지 담배를 계속 피워왔고, 최근에 기침이 시작되었다면 담배가 원인이 아닐 수 있다. 다른 병이 생겼을 수 있다. 다른 병과 담배가 함께 작용했을 수도 있다. 가장 간단한 방법은 금연이다. 금연하여도 기침이 계속된다면 전문가의 진료를 받아야 한다.

흡연을 오래 하다가도 어느 순간이 되면 인체가 견딜 수 있는 한계점에 다다른다. 환자는 예전에 하루 한 갑씩 피워도 문제가 없었다고 한다. 지금은 1/4로 줄였는데 기침하고 숨이 차다고 한다. 그만큼 폐 손상이 되었다는 것을 암시한다. 영원히 담배를 피우는 사람은 없다. 언젠가 끊게 된다. 그럴 거면 오늘이 금연에 가장 좋은 날이다.

② 최근에 혈압약을 바꾸셨나요?

드시는 혈압약 이름이 무엇인가요? 혈압약에도 기침을 유발하는 약제가 있다. 혈압약 중에 ACE 억제제 종류는 단기간 복용하여도 기침한다. 이런 종류의 혈압약을 한동안 복용하여 기침하지 않다가도, 장기간 복용으로 기침이 발생하기도 한다. 한글로 '~프릴(~prill)'이라는 명칭이 들어간 고혈압 약제라면 의심해 보아야 한다. 고혈압약을 당장 끊기 어렵다면 전문가와 상의하여 다른 종류로 변경해 본다.

③ 후비루 증상이 있나요?

후비루란 무엇인가? 목 뒤로 넘어가거나 걸려있는 느낌이다.

후비루는 감기, 인두염, 후두염, 비염, 부비동염(축농증) 등의 증상이다. 이러한 증상은 매우 흔한 기침의 원인이다. 목이 간질거리고 목에 뭔가 붙어 있는 느낌이다. 뱉으려고 해도 별로 나오는 것도 없다. 참으로 귀찮고 답답한 증상이다. 이러한 증상이 동반되어 기침한다면 우선 항울혈제와 항히스타민제를 사용해 본다. 간단한 항울혈제와 항히스타민제는 약국에서 구매할 수 있다.

④ 콧물, 재치기, 코막힘 등이 있습니까?

이런 증상이 있으면 비염을 의심한다. 비염의 증상도 기침을 유발할 수 있다. 코가 자극되어 나타나는 기침을 재채기라고 한다. 코는 외부에 노출되어 있어 비강흡입제(nasal spray) 형태의 약물로 치료 가능하다. 비강스프레이를 사용할 때 약물이 코 뒤로 넘어가 목에 염증이 생기지 않도록 주의해야 한다.

5 천명, 즉 쌕쌕거리는 소리가 들립니까?

숨 쉴 때 가슴에서 쌕쌕거리는 소리가 난다. 고양이 울음소리 같다고도 한다. 기관지가 좁아져 나오는 소리로 천식의 전형적인 소견이다. 다만 천명이 들린다고 모두 천식은 아니다. 작은 기관지가 막히면 소리가 더 가늘게 들리고 큰 기관지가 막히면 그렁그렁 굵은 소리가 난다. 쌕쌕거리는 소리는 상태가 나쁠 때 주로 나타나고 야간에 주변이 조용해지면 잘 들린다. (진료실에서 말하는 중에도 천명이 들리는 환자가 있지만 본인은 못 느낀다.)

6 호흡곤란을 느낀 적이 있습니까?

천식, 만성폐쇄성폐질환, 심부전 등 다양한 심장과 호흡기질환에서 호흡곤란을 동반한다. 평소보다 숨이 차다면 원인 질환의 감별진단이 필요하다. 숨이 찬 증상은 매우 위중하다. 어떤 질병이라도 숨이 찰 정도까지 병을 키우지 않아야 한다. (질병이 커지면 치료도 어렵다.)

7 오목가슴 부위가 화끈거리거나, 신물이 자주 올라옵니까?

역류성식도염도 중요한 기침의 원인이다. 산이 받히는 느낌이다. 가슴이 타는 듯한 통증이 동반된다. 통증 없이 기침만 하는 경우도 있다. 증상을 자세히 관찰해야 한다. 다른 원인을 모두 치료해도 기침이 낫지 않는다면 역류성식도염 치료를 시도해 본다. (증상이 있으면 검사하여 진단하고 치료하는 것이 원칙이지만 때로는 경험적 치료로 진단과 치료를 겸할 수 있다.)

그 외에도 만성기침의 양상에 따른 다양한 감별진단이 있다([표 1]).

[표 1] 만성 기침의 양상에 따른 감별진단

야간에 악화되는 기침	기침형 천식, 심장질환
운동 후 악화되는 기침	천식(운동유발성천식)
다량의 객담 동반	만성기관지염, 기관지확장증, 폐렴
객혈	결핵, 기관지확장증, 폐암

기침의 원인 후비루 증후군, 목에 뭔가 붙어 있는 느낌이 든다고요?

후비루 증후군, 즉 비후루증은 목뒤로 뭔가 넘어가는 증상을 통틀어 말한다. 이런 증상 이외에도 콧물이 자주 나오고, 코가 막힌다. 목뒤로 점액이 흘러가는 느낌, 목에 가래가 낀 느낌, 목이 간질거려 뭔가 걸려있는 느낌, 목이 답답하여 가래를 자꾸 뱉어 내려 하는데 뱉으면 거의 나오지 않는 등의 증상이 동반된다. 아프지 않지만, 여러모로 불편하고 답답한 증상이다. 목이 답답해서 쉴 새 없이 킁킁거린다. 목을 관찰하면 목이 붓거나 붉게 변해 있다. 때로는 목에 끈적끈적한 점액이 관찰된다. 비후루증은 감기와 같은 상기도 감염, 즉 비염, 인두염, 후두염, 부비동염(축농증) 등이 원인이다.

[표 2] 비후루증의 증상과 원인 질환

동반 증상	원인 질환
콧물이 자주 나오고, 코막힘 목뒤로 점액이 흘러가는 느낌 목에 가래가 낀 느낌 가래를 자꾸 뱉어 내려 하는 것 목이 간질거린다.	알레르기성 비염 통연성 비염 혈관운동신경성 비염 급성 인두염, 후두염 부비동염(축농증)

역류성 식도염도 기침을 하나요?

　호흡기 질환에서 기침하는 것은 이해된다. 역류성 식도염 때문에 기침한다는 것은 잘 이해되지 않는다. 역류성 식도염에서 기침하는 이유는 두 가지다. 첫째는 식도와 기관이 발생학적으로 같은 부위에서 분화하기 때문이다. 기관과 식도에 같은 감각 신경이 분포된다. 실험적으로 식도 말단을 자극하면 기침이 일어난다. 또 다른 이유는 역류 현상이다. 식도와 위의 연결부에 있는 괄약근이 약해져 위산이나 위의 음식이 식도로 역류한다. 위식도 역류 현상이 심하면 목까지 위액이 올라온다. 위액은 자극적이어서 목을 자극하여 기침을 유발할 수도 있다. 역류된 위액은 인두 및 후두의 염증, 쉰 목소리 등의 증상을 유발한다. 자기도 모르게 미세한 흡인이 발생하여 기침을 할 수 있다. 위식도 역류 현상이 있으면 느끼는 증상은 다양하다. 가슴뼈(흉골) 안쪽의 속쓰림이나 타는 듯한 느낌, 위 내용물(위산이나 음식물)이 목구멍이나 입까지 역류하는 증상, 상 복부 중앙(명치, 오목가슴) 통증, 메스꺼움(구역질), 야간에 가슴쓰림이나 산 역류 증상 등이 있다. 위식도 역류 질환

의 전형적인 증상인 명치 끝에 통증이나 가슴이 타는 증상이 없이도 기침만
으로 나타나기도 한다. 위식도 역류 질환도 기침의 중요한 원인이기 때문에
원인을 모르는 기침을 오래하는 경우 주의해서 관찰해야 한다.

위식도역류질환에서 가슴 통증 없이 기침만 하는 경우도 있다.

위식도 역류 현상을 교정하려면 과식을 피하고, 기름진 음식을 삼가야
한다. 자기 전 2시간 전에 음식을 섭취하지 않는다. 소화가 잘되지 않거나,
위식도 괄약근에 영향을 주는 음식을 삼간다. 커피, 차, 탄산음료, 신과일,
초콜릿, 토마토, 박하음식 등을 피한다. (자극적이거나 먹고나도 입 안에 오래
남는 음식이 좋지 않다.)

만성 기침의 원인은 한 가지가 아니라 복합적이다.

만성기침이 잘 낫지 않는 이유는 복합적인 원인을 갖고 있기 때문이다.
급성기침과 달리 만성기침의 원인은 복합적이다. 만성기침의 약 3분의 2에
서 두 가지 이상의 질환이 복합적으로 동반된다. 한 가지 원인만 치료해서
는 만성기침이 완벽히 치료되지 않는다. 천식이 있는 경우 비염(약 70%)과
부비동염(약 25%)이 동반된다. 반대로 알레르기성 비염의 경우 약 40%에서
천식과 동반된다([그림 2]).

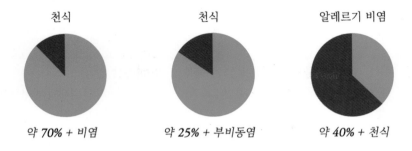

천식   천식   알레르기 비염

약 *70%* + 비염   약 *25%* + 부비동염   약 *40%* + 천식

[그림 2] 천식, 비염, 부비동염의 동반 가능성

급성기침과 만성기침의 차이점과 원인

급성기침은 주로 감기와 동반된다. 감기에 걸리면 나타나는 발열, 몸살, 근육통, 관절통, 전신쇄약 등의 전신증세와 동반된다. 증상은 갑자기 나타난다. 호흡기 증상이 수일 내에 중상이 있다가 1주일 내에 사라진다. 콧물, 재채기, 코막힘 등의 증상이 나타난다. 목이 아프거나 자극 증세도 있다. 급성기침에서 대부분 흉부 진찰 소견은 정상이다.

[표 3] 급성 기침과 만성 기침의 차이점

특징	급성기침	만성기침
동반 증상	전신 증세로 발열, 몸살, 근육통, 관절통, 전신쇄약 동반 호흡기 증상으로 콧물, 재채기, 코막힘, 비후루증, 목의 자극증세	감기 증상 없음 비 흡연가, ACE 억제제 사용 안함 정상 흉부 X선 소견 마른기침 특징
흉부 진찰	정상	천명 동반 가능
원인 질환	감기, 폐렴, 독감 급성 부비동염(축농증) 만성폐질환의 악화 알레르기, 자극성 비염 등	비후루증, 천식, 위식도 역류 (90%) 만성 기관지염, 기관지 확장증, 감염후 기침, 약물에 의한 기침, 폐암, 심인성기침 등

기침 내버려 두어도 괜찮은가?

　기침은 단순하지 않다. 기침을 심하게 하면 어지러움증과 식은땀이 난다. 기침으로 쇄진하고 탈진할 수도 있다. 기침으로 인하여 저혈압, 부정맥 등 심혈관계 부작용이 발생하고 심하면 의식이 소실될 수 있다. 복압이 올라가 인체에서 약한 부위에 출혈이 발생한다. 피부 점상출혈, 눈충혈, 코피, 치질 출혈, 외과상처 파열 등이다. 기침하다가 기절하거나 오랜 기침으로 인하여 두통, 기포 뇌졸중, 경추 신경염, 간질증세, 뇌출혈 등 신경학적 부작용도 발생한다.

기침이 심해 옆구리와 배가 당기고 아파요.

조절되지 않는 기침은 배가 아플 정도로 기침한다. 복통, 위식도역류현상, 복막투석시 흉수, 비장파열, 탈장등 소화기계 합병증도 드물지 않다. 기침 때문에 뇨실금, 방광탈장, 배뇨장애 등의 비뇨기계 합병증도 흔하다. 기침으로 인하여 근육 통증, 복부 근육파열, 늑골골절, 흉부 및 복부의 근육 통증은 만성기침 환자에게 흔히 관찰된다.

기침을 많이 하면 후두부종으로 목소리가 쉰다. 기침을 심하게 하면 공기가 조직으로 빠져나가 여러 장기에 공기증을 유발한다. 폐간질 기종, 기흉, 종격동 기종, 복막기종, 피하기종 등 공기가 비정상적으로 조직으로 들어가는 합병증을 유발한다. 더욱 심하면 기관지파열과 늑간에 폐탈장을 일으키기도 한다. (지나친 기침은 기침 자체보다 더 무서운 질병을 일으킨다.)

기침이 기침을 부른다.

심한 기침은 합병증을 일으키기 때문에 당장 조절이 필요하다. 아울러 기침의 원인이 무엇이든 간에 기침은 기침을 부른다. 지나친 기침은 기침의 원인이 되는 기관지염과 천식등 호흡기질환을 악화시킨다. 증상(기침)이 원인 질환을 악화시키고 원인 질환이 악화되어 증상(기침)이 심해진다. 이런 악순환의 고리를 끊기 위하여 가능한 초기 치료를 강하게 하여 심한 기침을 억제하는 것이 치료의 시작이다.

무엇보다 기침으로 인하여 생활에 불편한 것은 이루 말할 수가 없다. 기침을 오래한 사람은 생활양식이 변하여 사람이 많이 모인 곳을 두려워하는 대인기피증이 생긴다. 기침으로 인한 불면증과 불안감을 호소하는 사람도 흔히 있다.

왜 아내에게 마약을 주시나요?

기침이 오래되고 심한 사람에게 가끔 마약성 기침약을 처방한다. 왜냐하면 기침이 심해 기침으로 인해 이차적인 질병이 생길 우려가 있기 때문이다. 또한 기침을 심하게 하면 기침 자체로 질병의 호전을 방해할 수 있다. 가슴이 찢어지고 배가 아플 정도로 기침해보지 않은 사람은 모른다. 기침이 얼마나 고통스러운지 겪어 보지 않으면 왜 마약까지 처방해야 하는지 이해하기 어렵다.

마약성 기침약을 처방하면 기존의 처방전과 별도로 마약 처방전이 발행된다. 예전에 마약은 대부분 병원에서 조제 받았다. 최근에 제도가 변경되어 마약성 기침약도 일반 약국에서도 받을 수 있다. 많은 사람은 처음 마약 처방전을 받으면 놀란다. 마약을 먹어야 할 정도인지 의아해하고 또 혹시 중독되지 않을지도 걱정한다. 여러 가지 마음이 교차한다.

아주 친한 친구 부인이 기침을 심하게 하여 마약성 기침약을 처방하였다. 친구는 진료 후 약국으로 가다가 다시 찾아왔다. 아내가 이런 마약까지 먹어야 하는지 속삭이듯 물어본다. 저자는 간단하게 설명하고 친구를 안심시켰다. 그래도 저자는 걱정되었다. 친구가 나간 다음 다시 친구에게 전화했다. 마약성 기침약이 마약으로 분류되어 있지만 단기간 사용으로 큰 문제가 없다. 기침을 심하게 하는 것이 더 심각한 문제이다. 다른 약제를 사용하여도 효과적이지 않다. 지금은 기침 억제가 더 중요하다. 처방한 약은 마약으로 분류되어 있지만 큰 부작용이 없는 안전한 약제이다. 한참 다시 설명하였다. 친구의 오해를 푸는 데 오랜 시간이 걸리지 않았다.

병원에서 통상적으로 사용하는 약제도 이름과 성격에 따라 이런 오해가 생길 수 있다. 기침 억제를 위한 마약성 약물은 오랜 기간 검증된 약물로써 안전하게 사용할 수 있다. 며칠 쓴다고 중독이 되지도 않는다. 기침을 치료하면서 의사의 설명이 왜 중요하고 또 한편 설명을 아무리 많이 하여도 부족하다는 것을 깨닫게 해 주었다.

기침이 기침을 부른다. 기침은 가래를 뱉어 기도를 깨끗하게 하는 순기능이 있다. 하지만 과도한 기침은 오히려 기침을 악화시킨다. 기침이 심할 때는 기침하는 것 자체만으로 기관지에 자극이 되어 기침이 끊이지 않는다. 호흡 역학적으로 설명하면 기침이란 성대를 닫고 복압을 증가시켜 가슴의 공기를 일시에 몰아내는 동작이다. 순간 압력과 엇갈리는 힘(전단력, shearing force)이 기관지에 작용하기 때문에 매우 자극적이다. 심한 경우 약한 부위가 찢어져 객혈이 발생된다. 기침이 심할 때는 우선 기침을 억제하는 것이 치료 원칙이다. 근본 원인을 치료함과 동시에 기침을 억제하지 못하면 치료에 실패하기 쉽다. 당장 기침을 멈추어야 근본 원인 치료도 성공한다.

당황스러운 기침을 조절하는 법

기침 발작은 심하게 아프지는 않지만 피곤하고 귀찮다. 주변 분위기를 흐릴까 걱정되어 삶의 질이 떨어진다. 기침을 자주 하는 사람은 다른 사람 앞에서 기침할까 두려움을 갖게 된다. 진료실에서 환자와 대화 중에 갑자기 기침이 난다. 참으로 환자에게 민망하다. 기침을 치료하는 호흡기 의사가 기침하는 환자 앞에서 기침한다. 의사가 스스로 치료하지 못하면서 환자가 환자를 진료하는 격이다. 갑자기 사레 걸린 것처럼 발작적 기침은 도저히 참을 수도 감출 수도 없다. 이런 상황은 사회에서 흔히 일어난다. 조용한 회의장이나 대중적인 지하철, 버스, 식당 그리고 교회에서 예배나 성가대에서 합창하다가도 일어날 수 있다.

이럴 때 기침을 조절하고 오히려 몸에 유용하도록 기침하는 법을 배울 필요가 있다. 기침을 참으려고 하면 더 심하게 기침이 나올 수 있다. 기침이 나오려고 할 때 다음과 같이 시도해 본다.

1) 깊게 숨을 들이쉰다.
2) 몇 초 동안 숨을 멈춘다. 마음속으로 하나, 둘, 셋, 넷, 다섯하고 숫자를 센다.
3) 두 번 가볍게 기침을 한다.
4) 가능한 부드럽게 재채기를 하면서 천천히 숨을 들이쉰다.
5) 가래가 있다면 휴지를 이용하여 쉽게 뱉을 수 있을 만큼만 뱉는다. 이때 불편한 느낌을 완전히 없애려고 하지 않는 것이 중요하다.

만성폐쇄성폐질환 등 호흡기 질병이 있는 경우 객담이 있을 때 효과적인 기침을 하려면 횡격막 운동을 해야 한다. 가래 제거를 위하여 폐의 공기 압력이 필요하다. 목(인두, 후두)이 간질거려서 기침하는 잔기침 또는 마른기침은 가래를 제거하지 못한다. 객담을 배출하려면 폐 깊숙이 기침하는 것이 중요하다. 폐 깊숙이 공기를 최대한 들여 마셔 횡격막을 이용하여 심호흡을 통하여 기침과 객담 배출을 시도한다.

횡격막을 이용한 심호흡은 다음과 같은 순서로 진행한다. 목과 어깨를 떨어뜨려 이완시킨다. 양손을 배 위에 얹는다. 코로 숨을 크게 들여 마셔 배를 최대한 부르게 부풀린다. 휘파람을 불듯이 천천히 숨을 내쉰다. 횡격막 호흡을 2-3회 하면 머리가 어지러울 수 있으니 쉬었다가 하는 것이 중요하다. 횡격막 호흡 운동은 처음에는 눕거나 앉아서 하고 익숙해 지면 걸어가면서 할 수 있다. 다양한 일상생활에서 적용할 수 있다.

🫁 기침은 하루, 일주일, 철 따라 변화하는가?

기침 증상을 호소하는 사람들은 기침이 왔다갔다 한다고 호소한다. 저녁이나 밤만 되면 기침하다가 낮에는 멀쩡해진다. 밤에는 갑자기 기침이 나와서 힘들다. 밤에만 나타나는 도깨비 같다. 이러한 까닭으로 의학이 발달하지 않은 시절에는 기침하는 대표적인 질환인 천식을 정신질환으로 간주하기도 하였다. 잠은 잘 잤는데 아침에 일어나서 다시 기침한다. 작년에도 가을에 기침했다. 겨울 들면서 좋아졌다. 올가을에 또 기침한다. 몇 년 전 기침이 나서 치료하였는데 봄만 되면 기침이 나고 콧물이 나고 코가 막혀서 밤에 잠들기 힘들다. 감기도 아닌 것이 온몸이 나른하다. 그러면서 기침한다. 그렇다. 기침 증상은 변화가 많다. 계절, 날씨, 온도, 일교차, 습도, 미세먼지, 꽃가루, 활동, 기분에 따라 달라질 수 있다.

기침은 팔색조, 카멜레온, 도깨비같이
변화무상한 특징이 있다.

🫁 선생님, 이제 기침이 다 나았어요.

"이제 살 것 같아요." 치료하면서 가장 많이 듣는 말이 있다. 기침에 대한 원인 질환을 감별진단하고 나면 치료를 시작한다. 약물을 복용하고 나서 환자들은 기침이 없어지는 경험을 한다. 외래에서 흔히 경험하는 사례를 소개한다. 기침이 다 나았다고 하는 환자와의 대화이다.

"선생님, 이제 기침이 다 나았어요!"
"아, 정말이요? 축하합니다."

치료 전 기침을 하루에 수십, 수백 번 했다. 환자는 약물을 복용하고 나서 하루에 수 차례 정도로 기침하는 횟수가 줄어들었다. 대부분 환자는 착각한다. 기침 횟수가 줄어든 것을 기침을 안 한다고 생각한다. 왜냐하면 치료 전에 비하여 기침 횟수가 눈에 띄게 줄었기 때문이다. 환자 생각에 하루에 여러 차례 기침하는 것은 누구나 하는 것이고, 많이 불편하지도 않다.

의사는 다 나았다는 환자에게 축하하면서 다시 물어본다.
의사 : "다 나으셨어요? 축하합니다."
　　　 "그럼, 기침을 하루에 몇 번이나 하세요? 하루에 한두 번 기침하세요?"
환자 : "아뇨! 아직은 하루에 5-10번 이상 기침해요. 그래도 지난번보다 훨씬 좋아져 살 것 같아요. 다 나은 것 같아요!"
의사 : "아! 네, 그럼 아직 다 나은 게 아니에요."
의사 : "기침을 하루에 몇 번 정도 하는 게 정상일까요?"
환자 : "음, 그~~ 저 ~~~ 하루에 ~~ ? 아 그게? 아무튼 많이 좋아졌어요!"

환자는 대충 얼버무리면서 엉뚱한 대답을 한다.

의사 : "기침은 하루에 한 번도 안 하는 게 정상입니다."
환자 : "네!? 아! 그렇죠. 한 번도 안 하면 좋겠죠. 그게 제가 바라는 거예요. 근데, 그렇게 되겠어요?"
의사 : "네, 천식의 경우 1달에 한두 번 하는 것이 경증 천식이라고 합니다."
　　　 "평생 기침을 안 하고 사는 게 정상이죠."

"이제부터 치료의 목표는 1주일 아니 1달에 기침을 한 번도 안 하는 게 목표입니다."

환자 : 믿기지 않는다는 표정이다. "네, 그렇게 되면 좋겠어요. 근데 그게 가능할까요?"

왠지 대답에 힘이 없다.
그러면서 환자는 질문한다.

환자 : "천식은 낫지 않는 병이라고 하던데요?"
의사 : "네? 그것이 바로 천식에 대한 오해입니다. 천식은 치료 가능한 질환입니다."
환자 : "정말이요? 그럼 저도 나을 수 있나요?"

천식치료의 첫 번째 단계는 치료가능하다는 확신을
심어주는 것이다. 천식이 낫는다고 믿어야 치료된다.
믿는 자에게 복이 온다.

기침은 좋아졌는데 아직도 목에 가래가 붙어 있어요.

기침하는 천식 환자에게 흔히 보이는 반응이다. 흡입기를 사용하여 기관지 염증이 가라앉아 기침하지 않는다. 하지만 목에 가래가 붙은 후비루 증상은 계속된다. 이런 경우 천식과 동반된 비염을 의심해 봐야 한다. 알레르기가 있는 경우 종종 천식과 알레르기 비염이 동반되기 때문이다. 천식은 치료하여 호전되었지만 목이 여전히 불편한 것이다. 많은 사람은 콧물이 목뒤로 넘어가는 것을 느끼지 못한다. 때로는 본인도 모르게 습관적으로 콧물을 훌쩍이는 사람도 있다.

풍선효과라는 말이 있다. 몸 전체의 알레르기 반응이 기관지에서 줄어들면 반응적으로 코에 심해질 수 있다. 천식 치료 후 비염이 악화되는 이유이다. 이럴 때는 천식과 마찬가지로 코 점막에 직접 작용하는 비강흡입제를 사용하여 치료한다. 비강흡입제 사용에서 주의할 점은 약물을 목 뒤로 넘기지 않도록 주의해야 한다. 숨을 참고 코에 가볍게 뿌리고 흘러내리는 약은 풀어낸다. 약물이 조금만 코 점막에 닿아도 효과적이다. 약물이 아깝다고 목 뒤로 들여 마시면 목(인두와 후두)에 염증 반응이 생길 수 있다.

🫁 기침 예절을 지키자. 기침 문화를 바꾸자.

기침은 다른 사람에게 감염을 일으킨다. 코로나19 유행으로 지하철에서 기침하는 사람이 생기면 홍해 바다가 갈라지듯 모두 피한다. 감염될 수 있기 때문이다. 공공장소에서 기침하는 것은 스스로 예의 없음을 시인하는 것이다. 개념 없어 민폐가 되는 사람이니 가까이하지 않아야 한다. 하지만 재채기(기침)와 사랑은 숨길 수가 없다. 갑자기 나오는 기침을 참을 수 없다. 숨길 수 없어도 예의는 지킬 수 있다.

기침을 숨길 수 없어도 기침 예절은 지킬 수 있다.

기침이 날 때 지켜야 할 예의가 있다. 팔이나 가슴 옷 소매로 입을 가리고 기침을 하는 것이다. 나 하나만 지킨다고 문화로 정착되지 않는다. 기침 문화를 바꾸려면 모두가 알고 실천해야 한다. 혹시라도 기침하는 사람이 있으면 당당하게 기침 예절을 알려 주는 것이 중요하다. 어린아이가 기침한다고 두고 볼 일이 아니다. 세 살 버릇이 여든까지 간다.

서양에서 기침이나 재채기하면 'God bless you!', 'Bless you!'라고 한다. 직역하면 '신의 가호가 있기를!'이라는 의미이다. 기침 한 번에 신의 가호라니 생뚱맞다. 의역하면 '조심하세요', '빠른 쾌유를 빌어요' 정도의 의미일 것이다. 중세 시대에 페스트 같은 감염병 유행에서 기침하면 죽을 수도 있었다. 치료 약이 없던 시절 생겨난 말로 추측된다. 우리는 만일 주변에서 기침하는 사람을 발견한다면 무엇이라고 해야 할까? '축복받으세요!', '건강하세요!', '당신의 평화를 위하여', '빨리 나으세요!', '휴지 드릴까요?' 이렇게 말해 보면 서로에게 주의와 위안이 될 것 같다([그림 3]).

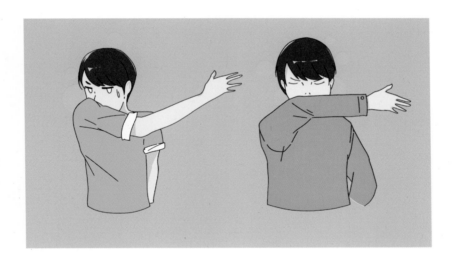

[그림 3] 기침 예절 지키기

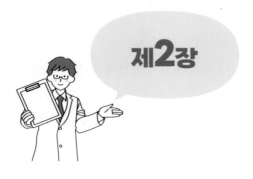

제**2**장

감기일까 독감일까? 코로나19 아닐까?

지식 없는 선함은 약하고
선하지 않는 지식은 위험하다.
-phillips Exeter Academy-

감기라는 질병은 오래되었다. 인류는 바이러스라는 개념이 없을 때도 감기를 앓고 지냈다. 우리나라에서 예전에 고뿔이라고 했다. 한글이 만들어지고 16세기 문헌에 '곳블'이라는 말이 등장한다. 코감기의 경우 콧물이 많이 나 코에 불(火)이 난 것처럼 느껴진다. 한자로 풍한(風寒), 한질(寒疾)이라고도 하였다. 이름에서 질병의 증상이나 특징을 유추할 수 있다. 찰 한(寒)자는 추위를 말한다. 바람이 많은 추운 겨울에 많이 걸리니 차가운 바람이 든 질병, 즉 풍한(風寒)이고 한질(寒疾)이 되겠다.

아마존 밀림이나 인도네시아 보르네오 섬에는 아직도 외부인 출입이 되지 않는 마을이 있다. 오랜 경험과 전통이 외부와 차단하는 마을을 만들었다고 한다. 외부 사람이 들어오면 사람과 함께 바이러스나 세균이 함께 들어온다. 예전부터 마을에 외부인이 다녀가면 역병이 생겼다고 전해진다. 외부인과 단절된 마을이 생기게 된 이유를 바이러스 전파로 설명할 수 있다.

인류는 감기라는 병을 통하여 바이러스와 함께 살아왔다. 눈에 보이지도 않는 작은 바이러스 때문에 전 세계에서 전쟁보다 무서운 상황이 벌어지기도 한다. 과학이 발달한 현대에서도 여전히 감기에 대한 오해가 다양하게 퍼져있다. 바이러스는 눈에 보이지 않기 때문이다.

매일 같이 바이러스에 감염된 환자를 보는 의사가 바이러스에 감염되지 않는 이유는 손을 자주 씻기 때문이다. 많은 바이러스 감염이 직접 호흡기로 옮기는 것보다 손에서 입으로 감염되는 경우가 많다. 호흡기 바이러스 감염 예방에 마스크만큼 효과적인 것은 없다. 마스크의 효과는 손으로 입을 만지는 습관마저도 줄인다. 감기에 대한 여러 가지 오해와 잘못된 상식을 짚어 보고 대처하면 감기에 걸릴 확률이 줄어든다.

몸살 감기(독감)에 걸리면 땀을 내야 하나?

감기는 200가지 바이러스에 의한 상기도 감염이다. 감기 바이러스는 전염된다. 감기바이러스는 손과 손의 접촉이나 재채기나 기침으로부터 발생된 '비말(droplet)'을 통해 전염된다. 다행스러운 것은 감기 바이러스에 감염되면 대부분 저절로 좋아진다. 감기는 일반적으로 가벼운 증상을 보인다. 감기에도 항바이러스 제제를 사용할 수 있지만 효과가 불확실하다. 감기는 2-3일 지나면 저절로 낫기 때문에, 적극적인 치료제 개발의 필요성이 떨어진다. 감기를 낫게 하려면 주로 대증적인 치료, 즉 증상만 치료한다. 하지만 빨리 낫고 싶은 욕심과 약으로 모든 증상이 없어지지 않기 때문에 민간요법을 찾게 된다.

감기가 오래된 만큼 감기 민간요법도 수없이 많다.

세상에 수없이 많은 민간요법이 존재한다. 나라마다 지역마다 다르다. 스코틀랜드에서 감기에 걸리면 스카치 위스키에 레몬즙을 타서 먹는다. 우리나라에서 소주에 고춧가루 타 먹는 것과 비슷하다. 무모해 보이지만 술을 좋아하는 사람에게는 비타민 섭취와 일을 멈추고 쉬는 효과가 있다. 현대인들은 독감에 걸려도 일해야 하니 문제다. 직장인들은 지금 일해야 하니 주사 한 방에 낫게 해 달라고 한다. 그런 주사나 약은 없다. 감기는 쉬어야 낫는다. 우스갯소리로 '감기는 약을 먹으면 1주일 만에 낫고, 잘 쉬면 7일이나 걸린다.'고 한다.

감기는 약을 먹으면 1주일 만에 낫고, 약 안 먹고 잘 쉬면 7일이나 걸린다.

감기에 걸리면 물엿과 무와 배 등을 중탕하여 마신다. 수수엿과 색깔이 검은 엿이 좋다. 하지만 근거는 없다. 대체로 민간요법이나 한방치료에서 현대의학처럼 과학적 근거를 찾는 것은 부질없는 짓이다. 애초에 과학이 없던 시절에 만들어졌기 때문이다. 그냥 그렇다고 믿어야 한다. 민간요법 물엿과 배 중탕은 소화가 잘되고 영양과 수분 공급에 안성맞춤이다. 개인적인 취향이지만 유자차나 생강차 등도 감기에 효험이 있다. 이것도 개인적인 경험이라 근거는 없지만 감기에 걸리면 집에서 준비해 준다. 먹고 나면 속이 든든한 느낌이 나고 몸에서 열이 난다. 금방이라도 다 나은 느낌이다. 그냥 그렇게 믿는 것이다. 가족이 감기를 대신 앓을 수도 없다. 뭐라도 해 줄 수 있는 것이 없다. 최선을 다할 뿐이다.

감기와 독감은 다르다. 독감에 대한 민간요법 중 이열치열 방법이 있다. 독감에 걸려 몸살을 앓게 되면 열이 나고 온몸이 아프다. 삭신이 쑤시고 춥고 떨리고 심지어 뼛속까지 아프다. 독감 증세가 극성을 부리면 고열이 나고 열이 나기 전 한기가 든다. 열이 나지만 몸은 추위를 느낀다. 이불을 두세 겹 덮어본다. 바이러스는 열에 약하다. 열이 날 때 열을 더 내도록 만들어 바이러스를 빨리 죽이려는 전략이다. 독감을 앓아 본 사람들은 알겠지만, 몸을 따뜻하게 하고 땀을 흠뻑 내고 나면 증상이 좋아진다. 고열이 나다가도 땀을 흘리고 나면 열이 내려간다. 열이 내리면 아픈 것도 조금은 나아지기 때문이다. 의학적으로는 땀이 나서 열이 내려가는 것이 아니라 열이 내리면서 땀이 나는 현상을 오해하고 착각할 뿐이다. 모로 가나 기어가나 서울만 가면 된다. 땀이 나면 좋아진다니 자세히 알 것 없다.

땀이 나서 열이 내려가는 것이 아니라
열이 내리면서 땀이 나는 것이다.

고열은 인체에 해롭다. 무작정 열을 내는 것은 좋지 않다. 왜냐하면 우리 몸도 열에 약한 부분이 있다. 열이 39℃ 이상 올라가면 뇌와 같은 신경조직이 가장 큰 영향을 받는다. 어린아이들의 경우 고열이 나면 경기하기도 한다. 독감으로 고열이 나는데도 불구하고 땀을 내야 한다고 열을 내면 바이러스가 죽기 전에 뇌가 먼저 익을지 모른다. 과유불급이라 했다. 지나친 열은 사람도 견디질 못하기 때문에 땀을 내는 것도 적당히 해야 한다. 독감 바이러스와 인체의 싸움에서 이기려면 사람의 면역체계가 바이러스를 이기도록 잘 먹고 잘 쉬면 된다. 몸을 편하게 해야 바이러스를 이기는 힘이 생긴다. 고통스럽게 열을 내려고 이불을 뒤집어쓰고 있는 것이 오히려 더 힘들지도 모른다.

고열은 바이러스뿐만 아니라 인체에도 해롭다.

사람들은 감기에 걸리는 이유를 추운 날씨 탓으로 돌린다. 정확히 말하면 추위 때문에 감기에 걸리지 않는다. 아무리 춥더라도 감기바이러스가 없으면 감기에 걸리지 않는다. 감기바이러스가 살 수 없는 극지방에서는 감기에 걸리지 않는다. 다만 추위는 우리 몸의 방어벽을 약하게 만들어 바이러스 침투를 쉽게 만든다. 추위로 인하여 기관지 점막이 손상되어 바이러스가 쉽게 침투한다. 이물질을 몸 밖으로 내보내는 기관지 점막 섬모운동이 위축된다. 기관지와 호흡기는 스스로 운동하지 못한다. 기관지 섬모운동을 도우려면 겨울에도 가볍게 운동하는 것이 좋다. 춥다고 움츠리면 감기에 더 쉽게 걸린다.

춥다고 움츠려 숨으면 감기가 뒷문으로 찾아온다.

겨울보다는 하루 중 기온 차가 큰 환절기에 인체의 방어 능력이 더 떨어진다. 감기 예방을 위하여 변덕스러운 날씨에 체온을 유지하는 것이 중요하다. 난방을 많이 해 실내 공기가 건조해지고, 실내외 기온 차가 커지면 체내 방어력이 쉽게 떨어진다. 실내 온도를 적절하게 유지하고 정기적인 환기를 통하여 실내 습도를 유지한다. 규칙적인 운동과 수분을 자주 섭취하고 적절한 영양 섭취로 호흡기 방어력을 키운다. 독감에 걸리지 않으려면 감염되지 않도록 손위생, 구강위생 등 개인위생 관리를 철저히 한다.

🫁 감기 치료제는 없다.

의학적으로 감기나 독감도 바이러스 감염이다. 독감은 인플루엔자 바이러스 감염이다. 대부분 바이러스 감염이 그렇듯이 저절로 낫는다. 일부 항바이러스 약제가 개발되어 있지만 효과가 불확실하다. 감기약 혹은 독감약이라는 것은 대증적인 치료, 즉 증상을 좋게 하는 치료가 주된 것이다. 감기 증상이 심할 땐 약으로 증상을 조절하기 쉽지 않아 소위 민간요법에 의존하게 된다.

세상에는 많은 민간요법이 존재하고 수십 가지의 민간요법이 새로이 생겨났다. 실전의 경험을 통하여 없어지기도 하고 때로는 계속 남아서 개선되어 발전되기도 한다. 어떤 경우 실제 치료 약제로 개발되기도 한다. 예를 들면 숙취에는 콩나물국이 좋다는 말에 착안하여 콩나물 뿌리의 성분을 약제로 만들게 된다. 요즈음 같이 독감이 유행할 때면 시중에 엿과 무와 배등을 중탕하여 먹으면 독감이 낫는다고 하여 엿이 동이 난다고 한다. 이 정도는 애교 있는 민간요법이다.

영양식과 수분 섭취를 하는 것은 환자의 치료에 도움이 될 수 있다. 독감이 걸려 몸살을 앓게 되면 열이 나고 온몸이 쑤시고 춥고 떨리고 심지어 뼈마디까지 아프게 되면 식욕을 잃게 되고 전신이 나른하고 쇠약해진다. 잠이 오지 않아 기력을 잃게 된다. 이럴 때 일상적인 식사를 하기 어렵고 힘들어 소화가 잘되고 영양 많은 당분과 수분 섭취는 환자에게 도움을 준다. 독감을 앓는다고 해서 특별히 합병증이 생기지 않는 한 병원에 입원하는 사람은 드물다. 이런 상황에서 병원에서 해열제와 진통제 등으로 약이나 주사제를 써보지만 약 기운이 떨어지면 증상은 금방 다시 나타나게 되어 결국 2, 3일 고생을 해야 낫게 된다.

우리 속담에 이열치열이라 했던가 말하기 좋아하는 사람들은 바이러스는 열에 약하니 열이 날 때 열을 더 내면 바이러스가 빨리 죽는다고 한다. 하지만 우리 몸도 열에 약한 부분이 있어 주의해야 한다.

과유불급, 지나친 것은 모자람보다 못하다.

몸에 열이 나면 좋은가?

체온상승과 면역의 연관성에 관한 연구가 다수 있다. 운동하면 인체 내부 온도가 올라간다. 약 37.5℃ 정도까지 상승한다. 마찬가지로 우리 몸에 세균감염이 되면 체온이 상승한다. 면역반응으로 생성된 과산화수소는 체온상승으로 인해 면역 세포 내 효소(TRPM2)를 활성화한다. 최종적으로 대식세포의 식균 작용이 촉진된다. 이와 같은 원리로 일정한 체온상승은 면역기능을 상승시킬 수 있다. 운동으로 열을 내는 것은 신체 대사활동을 증가시키고, 근력을 강화한다. 건강하려면 누구든 운동해야 한다.

🫁 왜 환절기에 감기에 잘 걸리나?

환절기에 감기에 잘 걸린다. 인체의 방어체계가 무너져 바이러스가 감염되기 좋은 상태를 만들기 때문이다. 밤낮의 기온 차, 건조한 공기, 체온저하, 체온조절기능 저하 등이 호흡기의 점막섬모운동, 대식세포기능을 위축시킨다. 운동이 부족한 것도 호흡기의 방어 기능을 떨어뜨린다. 여름에는 감기에 걸리지 않는다고 믿는 사람이 있다. 감기는 겨울에 흔하지만, 여름에도 감기에 걸릴 수 있다. 여름 감기는 개도 걸리지 않는다는 말은 옛말이 되었다. 왜냐하면 여름을 겨울처럼 지내는 사람들이 많아졌기 때문이다. 지나친 냉방과 선풍기 바람은 기관지와 폐 등의 호흡기 조직에는 겨울처럼 혹독한 자극이다. 지나친 냉방도 지나친 난방만큼 좋지 않다.

대부분 호흡기질환은 환절기에 나빠진다. 우리나라 환절기의 특징은 하루하루에 급격한 기온 변화이다. 하루에 기온이 20℃ 이상 차이 난다. 기온이 달라지면 습도도 달라진다. 사람은 생각보다 이러한 급격한 변화에 적응을 잘하지 못한다. 의사들이 중환자의 치료에서도 가장 중요하게 생각하는 신체의 균형(balance)이다. 아무리 좋은 치료도 급격하게 진행이 되면 사람이 견디지 못한다. 급격한 변화와 신체 균형이 무너지면 사람은 스스로 견디지 못하고 무너진다. 변화가 심한 환절기가 호흡기 균형이 깨지기 때문에 감기 바이러스에 취약해진다. 실제 호흡기 환자는 한겨울보다 환절기에 더 많이 악화된다. 환절기 날씨가 신체 균형을 잡을 시간을 주지 않기 때문이다.

🫁 감기는 추운 날씨 때문일까?

사람들은 아직도 추운 날씨 때문에 감기에 걸린다고 생각한다. 감기는 호흡기 중 상기도에 생기는 바이러스 감염이다. 상기도라고 하면 코에서부터 부비동, 인두, 후두, 상부 기관에 이르는 비교적 인체의 위쪽 기도를 말한다([그림 4]). 반대로 기관지, 분절 기관지, 세기관지, 폐 등을 더 아래로 내려가면 하기도라고 한다. 최근 세계적인 대유행을 일으켰던 코로나19는 상기도와 하기도에 모두 질병을 일으키는 호흡기 바이러스이다. 코로나19 대유행에서도 보았듯이 바이러스는 일 년 내내 감염될 수 있다. 다만 겨울철에 호흡기 방어기전이 약해지기 때문에 감기에 잘 걸리는 것이다. 감기는 날씨가 추워서 걸리는 것이 아니다. 아무리 추워도 바이러스가 없으면 감기에 걸리지 않는다. 알래스카 같이 너무 추운 곳에서는 감기 바이러스가 살 수 없어 감기에 걸리지 않는다.

한겨울보다 환절기에 감기에 잘 걸린다.

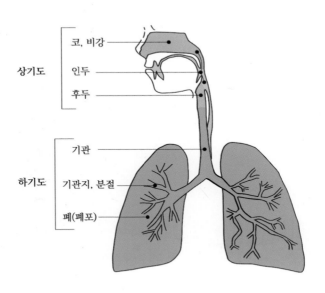

[그림 4] 호흡기 상기도와 하기도

감기나 독감의 유행은 한겨울보다 기온차가 큰 겨울 초입과 겨울에서 봄이 오는 환절기에 더 잘 걸린다. 환절기에는 바람과 먼지가 많아지고 건조한 환경이 호흡기 방어 능력을 떨어뜨리기 때문이다. 특히 겨울철이 춥다고 실내 난방을 많이 하면 실내가 건조해지고 호흡기 점막이 건조해져서 방어 능력이 떨어진다. 외부 기온 차이가 너무 많이 나면 호흡기가 적응하는 것도 쉽지 않다. 겨울철에도 실내 난방을 줄이고, 실내에서도 따뜻한 옷을 입고 지내는 것이 호흡기 건강에는 더 좋다. 난방으로 쉽게 건조해지기 때문에 가능하면 수분 섭취를 자주 하는 것이 좋다. 따뜻한 차를 마시면 호흡기 점막 보호와 점막의 차가운 기온으로 위축된 섬모운동을 촉진하여 면역력을 증가시킨다([그림 5]). 기온이 아주 많이 떨어지는 한겨울보다는 오히려 밤낮의 기온 차가 큰 환절기에 인체의 방어 능력이 떨어지며 감기 등의 호흡기질환에 걸리기 쉽다. 난방을 심하게 해도 바깥 기온과 실내 공기의 기온 차가 커져 호흡기 방어력이 쉽게 떨어진다. 건강은 규칙적인 식습관과 운동이 중요한데 겨울철에는 운동이 부족해지기 쉽다. 호흡기 건강을 위해서라도 가벼운 운동을 하는 것이 좋다. 왜냐하면 호흡기는 스스로 운동하지 못하기 때문이다.

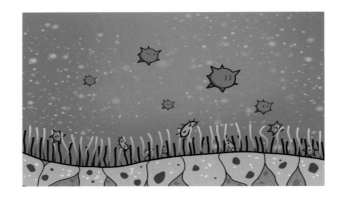

[그림 5] 기관지 점막의 섬모와 섬모운동(1초당 10~20번)
기관지 점막 섬모는 1초에 10~20번 섬모운동을 한다.

감기는 이겨내야 하는가?

이 말은 반은 맞는 말이고 반은 틀린다. 감기에 걸리면 바이러스가 내 몸에 들어와 나의 면역체계가 이겨내야 감기로부터 해방이 된다. 그렇다고 감기에 특효약이 있는 것도 아니다. 감기약을 먹어도 감기 바이러스를 죽이지 않는다. 감기를 일으키는 바이러스는 수십 종 이상이다. 여러 가지 항바이러스제가 시도되고 있지만, 바이러스 특징이 변종을 만들기 때문에 감기약을 만드는 데 한계가 있다. 만약 그런 약이 있다면 노벨상을 받을 수 있다. 노벨상 이전에 감기 특효약으로 엄청난 부자가 될 수 있다. 불행하게도 아직은 감기 특효약은 없다. 다만 감기 증상에 따라 증상을 치료하는 약물이 있을 뿐이다.

감기를 이기려고 몸이 아파도 운동하고 사우나와 냉수마찰을 해야 한다고 주장하는 사람이 있다. 감기는 신체의 병이 아니라 정신력이 약해져서 생긴다고 주장한다. 감기 바이러스를 이기려고 한다. 바이러스와 싸워서 좋을 일이 있을지 모르겠다. 사람은 어떤 병이든 걸린다. 설령 암에 걸려도 인사를 하고, 잘 타일러서 몸에서 내보낼 수 있다면 내보내야 한다. 감기 바이러스처럼 어차피 나갈 놈과 싸우지 말고 항체나 잘 만들고 보내 주어야 한다. 항체를 만들려면 내 몸이 최대한 기능을 발휘해야 한다. 감기에 걸리면 잘 먹고 잘 쉬는 것이 내 몸이 바이러스 항체를 만드는 가장 좋은 방법이다.

치료약제도 없는 감기, 저절로 낫게 내버려 두어야 할까?

감기 정도는 이열치열 냉수마찰도 하고 운동도 해서 이겨내는 것도 문제이지만, 감기를 가볍게 여겨 감기를 큰 병으로 키우는 경우도 문제이다. 감기를 키워서 축농증, 중이염, 폐렴이나 폐농양까지 악화시키는 경우가 있다. 단순 감기가 아닌데 호흡기 증상을 가볍게 생각하여 나중에 결핵이나 폐암으로 진단되는 사람들을 보면 감기 따위를 병으로 생각하지 않는 것도 문제다. 감기는 2−3일 정도 후 좋아진다. 늦어도 1주일 이내 좋아진다. 하지만 1주 이상 호흡기 증상이 지속된다면 감기보다는 다른 호흡기 질병을 의심하여 진료받아 보는 것이 좋다.

감기는 야간에 갑자기 찾아온다.

한밤중에 갑자기 열이 나고 목이 아프다. 갑자기 병원에 갈 수도 없다. 감기로 병원 응급실 가기도 민망하다. 응급실에 가본 사람은 안다. 응급실에 가면 나보다 더 많이 아픈 사람들이 긴급한 진료를 받고 있어 감기 환자는 환자 취급도 못 받는다. 갑자기 아프면 하필 진통해열제도 어디 있는지 찾을 수 없다. 한밤에도 비상으로 구할 수 있는 기본적인 약물은 24시간 운영하는 편의점에서 구할 수 있어야 한다. 최근 법률이 개정되어 편의점에서 소량의 약품을 팔고 있다. 우리나라도 편의점에서 구할 수 있는 약물을 확대할 필요가 있다.

감기약은 기침, 콧물, 코 막힘, 발열, 몸살 통증 등을 조절하여 몸이 바이러스를 이겨내도록 도움을 주는 약물이다. 외국에 가면 편의점에 코감기약, 콧물감기약, 두통감기약, 몸살감기약, 기침감기약, 졸림이 있는 감기약, 졸림이 없는 감기약, 통증이 있는 감기약 등 다양한 감기약이 있는 것을 볼 수 있다. 우리나라도 감기약 정도는 약국이 아니라 편의점에서 자신의 증상에 맞게 쉽게 구입할 수 있으면 좋겠다. 간단한 감기로 병원에서 처방을 받아야 하고 약국에 들러야 한다면 국민이 불편하다.

감기 주사 한방 주세요?

예전에는 이런 분들이 많았다. 감기를 한방에 낫게 해 달라고 한다. 당장 일을 해야 하는데 감기 때문에 일을 못 한다고 한다. 감기 주사를 맞아야 낫는다고 생각하는 사람들이 있다. 주사는 그때뿐이다. 잠시 증상을 잊게 한다. 궁극적으로 감기는 시간이 지나야 낫는다. 요즘은 약도 효과가 좋아 주사만큼 증상을 어렵지 않게 조절한다. 일부 병원에서 칵테일 감기 주사라고 해서 소염제, 진통제, 항생제, 항 바이러스제, 진정제, 심한 경우 스테로이제까지 섞어서 한방에 낫는 감기 주사를 주는 경우가 있다. 정말 죽기 아니면 까무러치기로 이런 주사를 맞고 나면 걸음을 걸을 수 없을 정도로 녹초가 된다. 감당하지 못할 정도로 주사를 맞고 나면 결국 쓰러져 잠을 잔다. 잠을 자고나면 좋아질 수도 있다. 하지만 너무나 위험한 치료이다. 운이 좋아 살아 있다고 생각할 만큼 무모하고 과잉 치료이다. 의료에서 안전은 절대 양보할 수 없는 가치이다. 사고가 나지 않아 다행이지만 이런 몰지각한 치료를 받지도, 하지도 않아야 한다.

감기에는 소주에 고춧가루가 최고다.

요즘에는 이렇게 감기 치료하는 사람은 드물다. 술을 좋아하는 사람들은 아직도 회식 자리에서 감기 기운이 있다고 하면 이런 민간요법을 한다. 소주에 고춧가루를 타서 마신다. 지켜보기만 해도 속이 쓰린다. 아프니까 또 강요하다시피 권하는 사람 때문에 시도한다. 하지만 대부분 이런 경험을 한 사람들은 다시는 하지 않는다. 감기와 술이 합해져서 더 고생하기도 하고 위장장애 등이 더해져서 고통이 심하기 때문이다. 술을 마시면 알코올 성분에 의하여 호흡기 점막이 붓는 현상이 생긴다. 그러면 감기 증세는 더 심해진다. 술과 감기약을 같이 복용하면 신체가 감당할 수준을 넘어 사고가 날 수 있다. 고춧가루에 들어 있는 매운 캡사이신 성분도 호흡기에는 매우 자극적이다. 더구나 캡사이신은 기관지 천식 등 호흡기 질환을 악화시킨다.

스코틀랜드에서는 소주에 고춧가루 대신 위스키에 레몬을 타 먹는다. 오래된 민간요법이다. 레몬에는 비타민 C가 많아 인체에 항산화 및 항바이러스 효과를 기대할 수 있다. 하지만 위스키를 같이 마시는 것은 소주와 마찬가지로 바보 같은 짓이다.

🫁 독감예방접종을 하면 감기는 걱정 안 해도 된다?

예방접종을 했는데 감기에 걸렸다고 불평하는 사람이 있다. 감기와 독감을 구분하지 못하는 것이다. 독감 예방접종은 있지만 감기를 예방하는 접종은 없다. 독감을 독한 감기로 생각하는 이들이 많다. 독감과 감기는 엄연히 다른 질환이다. 감기에 걸리면 주로 코와 목이 따끔거리면서 아프다. 반면, 독감은 전신 증상이 심하게 나타난다. 일반적으로 1~3일의 잠복기를 거친 뒤 갑자기 38℃가 넘는 고열에 온몸이 떨리고 힘이 빠지며 두통, 근육통 등이 심하게 나타나고 눈이 시리고 아프기도 하다. 합병증으로 하기도 감염으로 진행하여 폐렴 등이 발생해 환자가 사망할 수 있다는 점도 감기와는 다르다.

감기 바이러스는 끊임없이 변종을 일으키고, 갈피를 잡을 수 없는 수많은 바이러스가 원인이다. 독감은 인플루엔자 바이러스에 의해서 발생한다. 물론 인플루엔자 바이러스도 수많은 변종이 존재한다. 세계보건기구는 다음 해 유행할 것으로 예측되는 인플루엔자 바이러스 균주를 제공하고, 각국에서 예방접종백신을 제조한다.

독감예방접종은 본격적인 유행이 있기 전 가을철이 적기이다. 늦어도

11월 중순까지는 접종하는 것이 좋다. 감기예방을 위해서는 평소에 감기에 대한 방어력을 키우는 것이 중요하다. 외출 후 귀가하면 손을 깨끗이 씻고 양치질하며, 비타민 C가 풍부한 과일 등을 먹는 것이 좋다.

감기 예방 가능한가?

감기를 예방하려면 첫째, 손을 자주 씻는다. 둘째, 손을 얼굴이나 입 주위로 가져가지 않는다. 셋째, 감기 환자가 있는 곳을 피해야 한다. 감기 환자의 기침과 재채기를 주의해야 한다. 넷째, 항상 호흡기 건강을 지키기 위하여 적절한 운동과 충분한 수면을 취한다. 마지막으로 균형 잡힌 영양식을 규칙적으로 섭취하는 것도 감기를 예방할 수 있다.

감기에 자주 걸리는 사람이 있다. 자세히 관찰하면 진짜 감기에 자주 걸리는 사람과 실제 감기가 아닌 감기 증상이 반복되는 경우로 나뉜다. 개인위생이 불량하거나 추위에 자주 노출이 되어 감기 바이러스에 자주 노출되면 감기는 언제든 찾아온다. 특별한 병이 없다면 개인위생을 철저히 하고 감기환자와 접촉을 주의한다. 한편, 알레르기 증상을 감기로 오해하거나 기관지염이나 천식 같은 기저질환의 악화 반복을 감기로 오해하는 경우가 있다.

특히 알레르기 비염은 감기와 구분이 어렵다. 단지 꼭 추운 겨울이 아니라 꽃피는 봄이나 여름에도 알레르기의 노출에 따라 증상이 반복된다. 감기처럼 증상이 있지만 전신증상이 크지 않다. 알레르기 증상이 심한 경우에 '건초열'이라고 하여 미열과 가벼운 몸살 증세처럼 나타나는 경우도 있다. 이런 경우도 감기와 구분이 어렵다. 평소 알레르기가 있는지 알아 두는 것이 진단에 도움을 준다.

천식이나 만성기관지염 같은 질환은 악화를 반복한다. 바이러스에 감염되어 악화되면 감기와 구분하기 어렵다. 단지 발열과 전신 증상 없이 기침, 객담 등의 호흡기 증상만 반복 악화된다면 기저질환의 악화로 판단한다. 이런 경우 감기치료만 해서는 기저질환 악화를 멈추게 할 수 없다.

감기에 대한 상식 퀴즈

감기에 대한 상식 퀴즈이다. 감기에 대한 오해가 있는지 풀어보자. 정답을 맞히어 보면 감기에 대한 상식 점수를 알 수 있다. 다음 페이지에 정답과 설명을 적어두었다. 퀴즈를 통하여 감기에 대한 오해를 풀어 보자.

퀴즈 1. 감기는 추위, 습도, 찬바람에 의하여 생긴다. (맞다 / 틀리다)

퀴즈 2. 여름보다 겨울에 감기에 더 잘 걸린다. (맞다 / 틀리다)

퀴즈 3. 감기는 기침이나 재채기를 하는 사람으로부터 감염이 된다. (맞다 / 틀리다)

퀴즈 4. 손을 씻는 것이 감기 예방에 도움이 된다. (맞다 / 틀리다)

퀴즈 5. 비타민 C를 많이 먹으면 감기 예방하고 악화를 막을 수 있다. (맞다 / 틀리다)

퀴즈 6. 수분을 많이 섭취하면 감기 증상을 완화시킬 수 있다. (맞다 / 틀리다)

퀴즈 7. 소주, 위스키 등 술은 좋은 감기약 중의 하나이다. (맞다 / 틀리다)

퀴즈 8. 피로하면 감기에 잘 걸린다. (맞다 / 틀리다)

퀴즈 9. 땀을 내면 감기를 극복할 수 있다. (맞다 / 틀리다)

퀴즈 10. 감기가 오래되면 폐렴이 될 수 있다. (맞다 / 틀리다)

퀴즈 11. 추운 남극에서 감기에 더 잘 걸린다. (맞다 / 틀리다)

감기와 비염은 함께 오나요?

감기와 비염은 다른 질환이다. 흔히 같이 동반되기도 한다. 비염은 감기 때문에 생기기도 하지만 알레르기와 혈관운동성 비염도 있다. 마찬가지로 감기 바이러스도 종류에 따라 비염을 유발하지 않는 경우도 있다. 원인이 달라도 비염의 증상은 유사하다.

비염의 증상은 콧물이 많이 나고, 코가 막힌다. 콧속 비강은 숨을 쉬면서 처음 만나는 호흡기 구조이다. 가장 큰 먼지를 걸러 주기 때문에 늘 문제가 생길 수 있다. 알레르기성 비염이나 혈관운동성 비염이 있다가 감기 바이러스로 인하여 악화되는 경우가 많다. 감기바이러스 중에 리노바이러스(rhinovirus)가 비염 증상을 주로 일으킨다. 비염은 감기처럼 매우 흔한 질환이다. 또한 천식이 있는 경우 비염이 동반되는 경우가 많아 두 가지 질환을 동시에 치료해야 한다.

[표 4] 비염과 천식의 비교

비염	천식
코가 막힘	기관지가 막힘
콧물이 나옴	가래가 나옴
콧물/코딱지 끼면 코 더 막힘	가래가 끼면 기관지가 더 막힘
(근육 없음)	기관지 근육이 수축하면 기관지가 갑자기 더 막힘
코 안이 염증으로 부어오름	기관지 안이 염증으로 부어오름

콧물은 목뒤로 삼켜야 할까?

콧물에 대한 오해가 있다. 콧물이 코 밖으로 나오면 보기 싫다. 코 흘리개라는 말처럼 어린아이 취급을 받는다. 그래서 사람들은 콧물이 있으면 목뒤로 훌쩍거리거나 삼킨다. 콧물을 한두 번 삼킨다고 문제가 되지는 않는다. 그러나 계속 콧물을 삼키면 인두 및 후두에 염증이 생긴다. 인두 및 후두에 염증이 생기면 목이 아프고, 인두 및 후두가 가벼운 자극에도 예민하게 반응하게 되어 기침을 유발한다. 만성적인 콧물이 있는 사람은 오랜 기간 목이 반복적으로 아프다고 한다.

콧물은 독하다. 목뒤로 삼키는 것을 주의해야 한다.

콧물이 있으면 코를 풀어야 할까? 훌쩍거리며 목뒤로 삼켜야 할까? 반드시 어떻게 하라는 규칙은 없다. 중요한 것은 평상시 코 뒤로 들어가는 것은 공기라는 것이다. 콧물이 목뒤로 계속 넘어가면 결국 목이 붓고 아프다. 콧물에는 점액과 많은 효소가 들어 있다. 외부 물질을 녹이고 바이러스와 세균을 죽일 만한 효소들이다. 실제 콧물을 손가락으로 몇 번 만지고 손을 씻지 않으면 건강한 손가락 피부가 벗겨질 정도로 염증이 생긴다. 콧물의 위력이 그만큼 강하다. 그러니 계속 콧물을 훌쩍이면 목이 아플 수 있다.

🫁 코를 풀어야 하나? 삼켜야 하나?

콧물을 푸는 것도 주의해야 한다. 속이 시원하게 뚫릴 정도로 코를 세게 푸는 사람들이 있다. 피가 날 정도로 푼다. 코가 막히고 콧물이 자꾸 나오니 한번에 뚫어 내려고 하는 것 같다. 그러면 그럴수록 뚫리기는커녕 더 붓고 악화된다. 코는 많이 만질수록 피노키오처럼 커지는 것 같다. 코 밖이 아니라 코 안이 그렇다. 코안 점막이 1mm 정도만 부어도 코가 꽉 막힌 느낌이 든다. 코가 막혀 숨을 쉬기 힘이 들 때 임시방편으로 물을 마시고 상체를 세워서 기대어 안정하면 좋아진다. 인체는 회복력이 있어 안정하면 좋아지는데 사람들이 잠시를 못 참는다. 코는 뚫으려고 만지면 더 붓고 막힌다.

인체가 스스로 치료하도록 기다리는 자세가 필요하다.

따뜻한 차를 마시고 가만히 기대어 앉아서 안정을 취해 보시라. 그러면 코를 세게 푸는 것보다 더 빨리 좋아진다. 콧물이 있으면 아주 가볍고 부드럽게 풀어내자. 넘치는 부분만 푸는 것 좋다. 코에 남은 모든 콧물을 풀어내겠다고 하면 가능하지도 않을 뿐만 아니라 더 나빠진다. 콧물은 코 점막 자극으로 생성된다. 코 점막이 염증으로 부어 있어 콧물의 점액이 점막을 보호하는 역할을 한다. 지나치게 많은 점액이 분비되어 문제를 일으킨다. 흘러 나오는 콧물을 가볍게 풀어내고, 빨갛게 부은 점막을 보호하는 점액은 그대로 놔두어야 더 이상 점액을 생성하지 않게 된다. 악순환의 고리를 끊기 위해 잠시 참는 것이 필요하다. 약물 복용으로 일시적인 도움을 받을 수 있다. 인체의 재생 능력이 정상적으로 회복할 때까지 약물 도움을 받는 것임을 명심하자. 인체가 스스로 치료하도록 기다리는 자세가 필요하다.

재채기는 기침일까?

재채기도 일종의 기침이다. 기침을 자극받는 부위는 코에서부터 시작된다. 감기 기운도 없으면서 가끔 재채기를 심하게 하는 경우가 있다. 재채기를 할 때를 제외하면 일상생활에서 별로 불편하지 않다. 가끔 불편하지만 무시하고 산다. 이런 증상은 봄가을이나 환절기에 심해진다. 재채기와 함께 콧물도 주룩 나와서 사람을 당황스럽게 한다. 어떤 사람은 365일 감기를 달고 산다고 생각한다.

재채기도 기침이다. 기침의 원인이 코에서 발생하는 폭발적인 기침이다. 재채기를 하는 경우 대부분 알레르기성 비염일 가능성이 크다. 알레르기성 비염은 콧물과 코막힘 등 감기 증상과 비슷하다. 봄철에 미열도 동반되는 건초열(Hey fever)이 있으면 마치 감기에 걸린 듯 한기도 든다. 감기와 비슷하지만 감기가 아니다. 알레르기 때문에 코에 염증이 생겨서 콧물, 코막힘, 재채기를 하는 것이다. 알레르기가 있는 사람은 알레르기 물질이 노출되는 부위에 따라 다른 질병이 생긴다. 코에 생기는 알레르기는 알레르기 비염이다. 눈에 알레르기 반응으로 봄철에 알레르기성 결막염이 생긴다. 기관지에 알레르기 염증 반응이 생기면 알레르기 천식이 생긴다. 피부에 알레르기는 두드러기나 아토피성 피부염처럼 나타난다.

🫁 비강 흡입제를 최대한 들여 마셔야 하나요?

아니다. 숨을 참고 뿌리는 것이 좋다. 비염이 심하면 비강 흡입제를 사용한다. 비강 흡입제는 크게 콧물을 마르게 하는 성분과 염증을 가라앉히는 항염증 성분이 있다. 어떤 약제든 비강 흡입제 사용에 주의해야 한다. 일반적인 호흡기 흡입제와 사용법이 다르다. 코점막은 외부에 노출이 많이 되어 있어 비강 흡입기를 뿌리기 쉽다. 가능한 숨을 멈추고 비강 흡입기를 뿌린다. 약물이 목뒤로 넘어가는 것을 막기 위함이다. 약물이든 콧물이든 목뒤로 넘어가게 되면 인두 및 후두에 자극이 생긴다. 원하지 않는 부작용이 생길 수 있다. 분무하고 나서 약물이 코 밖으로 흘러내리면 가볍게 풀어낸다. 약물이 코 점막에 묻기만 해도 효과적이다. (비강 흡입제를 들여 마시지 않아야 한다.) 눈에 염증이 생겨 충혈되면 안약을 쓴다. 눈에 안약을 뿌리면 대부분 약물이 눈물처럼 흘러 내린다. 그럼에도 불구하고 안약은 효과적이다. 비강 흡입제도 마찬가지다.

🫁 감기와 독감, 그리고 코로나19

독감은 독한 감기일까? 이는 오해다. 독감과 감기는 원인이 다른 질병이다. 독감은 인플루엔자 바이러스에 의한 감염이다. 보통 감기와 비슷하지만 감기보다 증상이 심하고 치명적일 수 있기 때문에 독감이라고 한다. 감기는 다양한 감기 바이러스가 원인이다. 감기를 일으키는 바이러스는 아데노바이러스 리노바이러스(Rhinovirus), R-S 바이러스, adenovirus 등 수십 가지이다. 독감이라는 이름이 독한 감기라는 뜻이기 때문에 생긴 오해다. 감기로 사망하는 사람은 없어도 독감으로 매년 수천 수만 명이 사망하는 심각한 질환이다. 독감은 독한 감기보다 더 독한 바이러스 감염 질환이다.

감기와 독감은 다른 질환이다.

독감과 감기는 초기 증상이 비슷하다. 하지만 말 그대로 독감은 상기도뿐만 아니라 하기도에도 종종 침범을 하기 때문에 심하면 고열과 오한, 심한 근육통, 폐렴과 호흡곤란으로 진행하여 사망에 이르게 할 수도 있다. 인플루엔자 바이러스에 의한 독감은 백신으로 예방이 가능하다. 매년 세계보건기구(WHO)는 매년 독감시즌에 유행할 인플루엔자 바이러스를 예측해 백신 제조회사들에게 통지한다. 해마다 바이러스 변종이 생기기 때문에 매년 인플루엔자 백신을 맞아야 한다. 매년 독감백신이 맞아야 하는 사람들은 지역사회에 봉사하는 사람들, 여행자, 병원종사자, 학생, 집에서 간호를 요하는 사람 등이다. 또한 60세 이상 노인이나 만성 질환자들(심장, 폐), 당뇨, 면역이 저하된 사람들은 매년 예방 접종을 꼭 해야 한다.

감기와 독감 사이를 오가는 사이에 우리는 새로운 호흡기 감염의 시대를 맞았다. 코로나19 감염은 전 세계를 강타하고 인류의 삶을 변화시켰다. 코로나19 감염은 감기보다 독감에 가깝다. 왜냐하면 증세도 심하고, 전염력도 높고, 무엇보다 하기도로 내려가 폐렴을 잘 일으킨다. 상대적으로 오미크론 변이와 하위 변이는 하기도 감염이 적다고 하지만 여전히 치명률이 높다. 코로나19 감염 대유행에서 누구도 자유롭지 못하였다. 바이러스 감염의 특징으로 불현성 감염에서 중증 감염까지 다양한 임상 양상을 보인다. 바이러스는 변이하면서 전염력은 높고 치명률은 낮은 쪽으로 변화하였다. 바이

[표 5] 독감과 감기의 차이점

특징	독감	감기
발생	갑자기(sudden) (하루 이틀 전날까지 멀쩡하다.)	비교적 점진적이다(gradual). (며칠 동안 몸이 안 좋다.)
고열과 오한	매우 흔하다.	드물다.
근육통, 관절통, 전신통증	보통 있다. 종종 아주 심하다.	비교적 가볍게 있다.
피곤, 무력감, 쇠약감	2-3주 간 지속될 수 있다.	아주 조금 그렇다.
두통	뚜렷하다.	드물다.
탈진	조기에 뚜렷하다.	나타나지 않는다.
기침	보통 심하다.	보통이다.
코막힘, 콧물	때때로	흔하다.
목아픔	때때로	흔하다.
합병증	축농증, 기관지염, 폐렴 2차 세균감염 때로는 치명적	축농증, 중이염
예방	매년 독감예방접종	개인위생
치료	항바이러스제 (타미풀루, isektamivir)	증상 치료

러스가 전파와 번식을 위하여 합목적적으로 변이하는 것은 자연의 섭리이
다. 머지않아 코로나19 바이러스도 전 세계에 토착화할 것이다. 인플루엔자
바이러스처럼 매년 작은 변이를 일으켜 유행을 만들 것이다. 바이러스에 감

염이 안 되는 것이 최선이다. 만일 감염된다면 나의 인체 면역으로 이겨 나갈 수 있도록 충분한 휴식, 고영양의 식사, 대증적으로 치료가 필요하다. 입맛이 없어도 잘 먹는 사람이 바이러스를 이긴다. 다행히 코로나19 항바이러스제가 개발되어 있다.

독감(또는 코로나19 감염) 후 아직도 기침을 해요?

많은 사람들이 독감이나 코로나19 감염 후 기침한다고 병원을 찾는다. 목이 아프고 기침가래가 있고, 온몸이 아픈 증상은 좋아졌는데, 기침만 계속한다. 독감을 앓고 나면 일생에서 가장 괴로운 경험을 했다고 한다. 많이 아팠다고도 하고 고생을 많이 했다고도 한다. 이 모든 것이 사실이다. 보통의 경우 감기는 이겨 낼 수 있을 정도로 하루 이틀 잘 쉬면 좋아진다. 독감이나 코로나19에 걸리면 감기와 달리 잘 먹고 잘 쉬는데도 며칠간 많이 아프다. 그래도 3-4일이면 아픈 고비를 넘긴다. 입맛도 돌아오고 건강한 느낌이 든다. 1주일 정도 지나면 일상생활에는 큰 문제가 없지만, 아직 피곤하고 쇠약감이 한동안 남게 된다. 이것이 일반 감기와 차이점이다.

또 한 가지 차이점은 바이러스가 빠져나간 후 후유증이다. 바이러스가 남긴 염증반응은 남아 있게 된다. 대표적인 증상이 기침이 계속된다. 아주 당연한 과정이다. 감염된 경험이 없어, 사람들은 감염 이전에 없던 기침이 계속되니 걱정한다. 후유증, 합병증이 생겼는지 걱정하여 병원을 찾는다. 하기도 감염을 동반하는 독감이나 코로나19 감염 이후 기침 합병증은 매우 흔하다. 다행스럽게도 동반 기저 질환이 없다면 쉽게 호전된다. 만일 기침이 오래 간다면 병원에서 후유증, 합병증이 생겼는지 확인이 필요하다.

코로나19 후유증으로 기침한다.

    독감이나 코로나19를 앓고 나면 기침을 할 수 있다. 별다른 후유증이나 합병증 없이도 기침을 할 수 있다. 바이러스가 남긴 염증 때문이다. 며칠 더 안정하고 필요하다면 약간의 약물을 복용하면서 쉽게 호전된다. 그래도 계속 된다면 혹시라도 이전에 기침을 할 수 있던 병이 독감이나 코로나19로 인하여 촉발되었는지 검사가 필요하다.

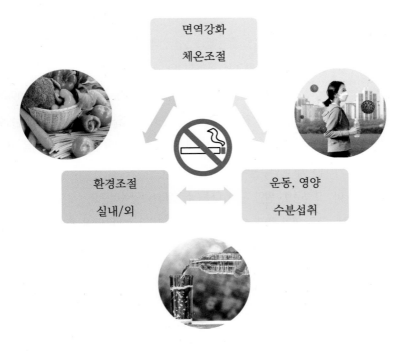

[그림 6] 겨울철 건강관리

🫁 폐렴 예방접종 해도 폐렴에 걸리나?

폐렴 예방접종을 했는데 폐렴에 걸렸다고 불평하시는 분이 있다. 폐렴 예방접종을 해도 폐렴에 걸릴 수 있다. '폐렴 예방접종을 2번이나 했는데 폐렴에 걸렸다.'는 환자분 사례를 소개한다.

환자분들이 조심스럽게 물어본다.

환자 : 폐렴 예방접종은 효과가 없나 보죠?

의사 : 왜 그러신데요?

환자 : 제가 폐렴 예방접종을 했는데요. 5년 전에도 하고 작년에도 했는데 폐렴이라고 하시니 의문이 생겨서 물어봅니다.

의사 : 아! 네에~~~. 폐렴 예방접종은 폐렴구균(*Steptococcus pneumoniae*)이라는 폐렴균에 대한 예방접종입니다. 그런데 폐렴을 일으키는 세균의 종류는 수십 종이 있습니다. 그중에 폐렴구균이 가장 흔하게 (약 20-30%) 폐렴을 일으키기 때문에 폐렴구균예방접종을 합니다.

환자 : 아, 그렇군요. 원인 균이 다를 수 있다는 말씀이군요.

의사 : 네, 다른 원인 균일 수도 있습니다. 폐렴구균 예방접종을 하여도 예방가능성이 85% 정도이기 때문에 예방접종을 하여도 감염이 될 수 있습니다.

환자 : 아! 네, 감사합니다. 빨리 폐렴을 치료해야겠습니다.

폐렴 예방접종을 하면 폐렴에 안 걸리는 줄 아는 분들이 많다. 정확히 말하면 폐렴 예방접종은 폐렴구균 예방접종이다. 폐렴을 일으키는 세균은 많다. 폐렴구균이 가장 흔하기 때문에 폐렴구균 예방접종을 한다. 폐렴 예방접종을 하였다고 안심하지 말고 개인위생을 철저하게 잘 지켜야 한다. 65세 이상의 노인에서 폐렴은 가장 사망률이 높은 질환이기 때문이다.

코로나19 대책: 소독보다 환기 그리고 마스크

　　코로나19 감염병이 독감처럼 지역사회에 토착화하였다. 오미크론 변이와 하위 변이가 우세 종으로 변했다. 오미크론의 전파력은 강하고 치명률은 낮다. 오미크론 하위 변이종(BA2)은 더욱 전파력이 높고 치명률이 낮다고 한다. 이미 미국에서 12%를 차지하고 우세종이 될 것으로 예상된다. 코로나19 바이러스와 같이 살아가야 한다는 말이 나오는 이유이다. 완전히 일상으로 돌아가기에 아직은 불편하다. 인플루엔자 독감보다 치명률이 높기 때문이다. 특히 고령과 고위험군에서 주의가 필요하다. 나는 호흡기 내과 의사이다. 매일 같이 코로나 환자를 접촉하면서도 아슬아슬하게 감염을 피해 왔다. 지난 2년간을 돌아보면서 코로나 19에 걸리지 않는 방법을 알려드린다.

음압보다 환기

　　코로나 환자를 보는 병실에 음압이 걸려있다. 음압은 약 −2.5 파스칼(Pa) 정도 걸린다. 보통사람의 느낌으로 감지되지 않는다. 왜냐하면 표준대기압 1기압이 101,325파스칼이기 때문이다. 대기 1기압도 느끼지 못하고 사는데 십만 분의 2.5기압을 느끼는 것은 불가능하다. 이렇게 작은 압력으로도 바이러스는 음압실을 빠져나가지 못한다. 코로나 바이러스의 무게는 1펨토그램(1000조 분의 1그램)이기 때문이다. 바이러스는 먼지보다 작은 세균(bacteria)무게의 약 1/100밖에 되지 않는다. 바이러스가 이렇게 가벼우니 십만 분의 2.5기압으로도 음압 효과가 있다. 반면 창문을 열고 환기를 시키는 바람은 1기압을 이기고 불어온다. 바이러스에게 바람은 태풍과 같다. 환기를 통해 바이러스를 날려 보낼 수 있다. 야외에서 바이러스 감염이 잘 되지 않는 이유이기도 하다. 밀집 밀폐된 장소를 벗어나 운동을 하자. 야외에서 운동할 때는 마스크를 벗어도 된다. 코로나 19 환자를 대면할 수밖에 없는 호흡기 내과 진료를 하면서도 감염되지 않는 이유는 잦은 환기에 있다.

🫁 소독보다 환기

대부분 바이러스는 비말에 의한 호흡기 감염이다. 소독은 접촉에 의한 감염 예방법이다. 호흡기 환자 진료 중 코로나 환자와 의심환자를 접촉하고 나서 환기를 시킨다. 환기를 시키는 동안 할 수 있는 일은 접촉면 소독과 손씻기를 한다. 바이러스 비말은 환기로 없애고, 바이러스 접촉은 손씻기로 없앤다. 연일 이어지는 호흡기 환자 진료 중 잦은 손 씻기로 코로나 감염을 예방할 수 있다.

🫁 바이러스와 마스크

바이러스는 상상보다 크기가 작고 가볍다. 바람이 불지 않는 밀폐된 곳에서는 오랜 기간 떠 있을 수 있다. 실내 환기가 잘 되는 비행기가 상대적으로 감염이 낮다. 특히 위에서 아래로 흐르는 공기 흐름이 가벼운 바이러스가 역행하여 사람의 호흡기로 들어오기가 쉽지 않다. 그만큼 환기가 중요하다. 신종 감염병 시대에 실내 환기 시스템에 변화가 필요하다. 바람이 천정에서 나와 바닥으로 환기되는 것이 좋다. 환자가 방문하는 병원 설계지침에 변화가 필요하다. 마지막으로 마스크는 나를 지켜주는 가장 확실한 방어 수단이다. 티끌보다 가벼운 바이러스는 마스크에 있는 부직포의 아주 미세한 정전기를 통과하지 못한다. 실내에 있거나, 의심되는 사람을 만나거나, 위험 지역을 방문한다면 마스크는 필수이다.

🫁 코로나19를 이기려면?

코로나 죽음에 대한 불편한 진실이 있다. 코로나19 사망자는 80세 이상의 고령자에게 집중되어 있다. 불편한 진실은 고령자들이 코로나에 걸려 코로나로 사망하지 않는다는 것이다. 소위 쇠약사(衰弱死)라고 하는 기저질환 악화, 영양부족, 기본적인 간호(CARE) 부족 등으로 시름시름 앓다가 사망하는 것이다.

코로나19도 잘 먹으면 이길 수 있다.

고령자가 코로나에 걸리면 가장 큰 문제가 음식 섭취이다. 코로나19에 걸려도 식사만 잘하면 좋아진다. 코로나19에 걸리면 입맛이 없어 아무것도 먹기 싫다고 한다. 이럴 때 의사는 싫은 소리를 마다하지 않는다.

'어르신 3일 굶어서 사는 사람 없어요.'
'입맛이 없어도 밥이 약이라고 생각하고 드세요!'

고함을 질러도 들은 척도 안 하신다. 손가락 한 마디도 움직이기 싫으신 모양이다. 코로나19를 이기는 힘은 면역이고 영양이다. 그런데 잘 먹어야 하는 노인 환자가 오히려 잘 못 먹는다. 먹기만 하면 살 수 있다고 하는데도 시름시름 시들어 간다. 며칠 식사를 거르면 근력이 저하되고 면역력이 감소되어 2차 감염이 발생된다. 하루만 침대에 누워있어도 욕창이 생긴다. 질병과 무관하게 쇠약해진다.

코로나19 치료는 항바이러스제를 투여하고, 증상을 완화시키는 것이다. 고령자의 코로나19 감염에 의료적인 치료 이외에도 더 중요한 것이 있다. 고령자에게는 하루 세 끼 식사와 친절한 간호가 중요하다.

중증이 아니라면 집에서 가족의 보살핌이 고령자 코로나19 감염 치료에 더 효과적이다.

국내에서 코로나에 걸린 사람 약 2500만 명 중 사망자는 약 3만 명이다. 코로나로 사망한 환자의 약 60%가 80세 이상이다. 70세 이상이 약 20%를 차지한다. 고령자에게 사망이 집중되어 있음을 알 수 있다. 사실 우리나라 초기 코로나 19 사망률은 0.05%에도 미치지 못하였다. 그만큼 고령자에 대한 보호가 잘 되었다는 것을 의미한다. 중증도가 낮아진 오미크론 유행 이후 갑자기 늘어난 코로나19 감염 환자와 더불어 사망자가 급증하여 사망률이 0.1%로 올라갔다. 증가된 사망자의 대부분이 70−80세 이상이다. 반대로 이 시기에 고령자에 대한 보호와 치료가 제대로 되지 않았다는 것을 의미한다. 코로나19에 감염된 고령자의 쇄약사를 예방하기 위하여 고령자에 대한 치료는 기존 질병 관리와 다르게 해야 한다. 중증이 아니라면 집에서 가족들의 따뜻한 관리가 더 효과적일 수 있다.

우리나라 코로나 감염 사망률은 약 0.11%로 전 세계 사망률 1.04%에 비해 현저히 낮다. 미국 1.1%, 이태리 0.8%, 영국 0.8%이고 러시아는 1.8%이다. 서방 국가 중에 프랑스와 독일은 0.4%로 낮은 편이다. 가까운 일본과 타이완도 0.2%이다. 코로나 사망률 0.1%를 보이는 국가는 우리나라와 싱가포르뿐이다. 무엇이 국가별로 코로나 19 사망률을 결정하였는지 돌아볼 필요가 있다. 초기 코로나 방역 정책, 백신접종, 마스크 착용 순응도 등 매우 다양한 요인이 있다. 그중에도 코로나19에 대한 의료체계 특히 중환자 관리 체계가 무엇보다 중요하다. 살릴 수 있는 환자의 치료가 무엇보다 중요하다.

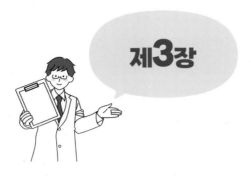

제**3**장

천식은 불치병인가요?
치료해 보셨나요?

우리가 세운 목적이 그른 것이라면 언제든지 실패할 것이요,
우리가 세운 목적이 옳은 것이라면 언제든지 성공할 것이다.
-도산 안창호-

이 책을 쓰게 된 가장 큰 이유는 저자가 천식을 앓고 있기 때문이다. 천식 환자를 보는 의사가 천식을 앓고 있다. 천식이라는 병을 잘 조절하면 큰 불편 없이 살 수 있음에도 불구하고 환자들은 천식을 두려워하여 치료를 잘 받지 않는다. 조금 좋아지면 치료를 중단한다. 기침 몇 번 한다고 생활에 불편이 없다고 한다. 폐기능이 10% 줄어들어도 일상생활에 큰 불편이 없다. 평소 활동이나 운동을 줄이면 된다. 더군다나 천식 치료제인 흡입기는 사용이 어렵고 불편하다. 흡입기를 사용하면 다른 사람이 보기에 중병에 걸린 것 같아 민망하다. 기침을 달고 살아도 뭐라고 하는 사람도 많지 않다.

천식을 고질병으로 생각하고 치료를 포기한 사람도 종종 본다. 친구나 친지의 소개로, 아니면 인터넷 유튜브 방송을 보고 천식 환자들이 병원에 온다. 오랫동안 증상이 있었던 분들이라 이런저런 치료도 많이 받았다. 알레르기와 천식이라는 질병에 대한 상식도 적지 않다. 어렵게 병원에 왔지만 이분들도 크게 기대하지 않는다. 불치병이라는 믿음을 버리지 못하고 혹시 하는 마음으로 들렀기 때문이다. 이런 분들에게는 처음부터 다시 시작하는 마음으로 진료를 시작한다. 가장 중요한 것은 치료할 수 있다는 믿음, 확신, 그리고 희망을 주어야 하기 때문이다.

의사는 천식을 귀찮고 어려워한다. 치료하지만 잘 낫지 않기 때문이다. 불평하는 환자를 매일 보기는 쉽지 않다. 이 책은 의료현장에서 천식을 앓고 있는 의사가 쓴 천식 치료 경험에 관한 이야기이다. 천식환자의사의 경험을 통하여 환자와 의사 사이 천식에 대한 오해를 푸는 계기가 되었으면 한다. 천식에 대한 오해를 풀어 환자에게 치료의 희망을 주어 건강한 사회를 꿈꾼다.

기침을 오래 하면 천식이 되나요?

기침을 오래 하면 천식이 되나요? 기침하는 환자들이 가장 많이 하는 질문이다. 천식에 대해 가장 많이 하는 오해이다. 기침을 오래 하면 천식이 된다는 것은 잘못된 상식이다. 천식 때문에 기침을 오래 하는 것이다. 기침은 환자가 병원을 찾는 가장 흔한 원인이다. 가장 흔한 질병인 감기(상기도 감염)의 대표적인 증상이기 때문이다. 사람들은 기침하면 감기라고 생각한다. 기침을 오래 하거나 잘 낫지 않으면 감기가 잘 낫지 않는다고 한다. 빛이 난다고 모두 금(金)이 아니듯 기침한다고 모두 감기는 아니다. 기침하여 감기에 걸린 것이 아니라, 감기에 걸려 기침하는 것이다. 기침에 대한 오해와 걱정이 질병을 악화시킨다.

기침을 오래 하면 천식이 된다는 상식에 이유가 있다. 의학이 발전하지 않았을 때부터 천식이라는 병이 있었다. 우리의 선조 할아버지 할머니들이 기침을 오래 하셨지만, 체계적인 치료를 받을 수 없었던 시절이었다. 기침을 오래 하여 병원에 가니 천식이라 하고 결국 돌아가셨다. 그래서 천식은 무서운 병이고 낫지 않는다는 엉뚱한 확신이 생긴 것이다. 잘못된 확신은 거짓보다 더 위험한 진실의 적이다. 질병(천식)이 있으니 증상(기침)이 생기는 것이다. 증상(기침)이 질병(천식)을 만들지 않는다. 증상이 없는 폐암도 있으니 환자들은 질병과 증상을 혼동할 수도 있겠다.

기침을 오래해서 천식이 되는 것이 아니라,
천식 치료가 안 되어 기침을 오래하는 것이다.

기침은 호흡기의 정상적인 신체 반응이다. 기관지의 이물질이나 과도한 분비물이 있을 때 이들을 제거하기 위하여 기침 반응이 일어난다. 기침 반응은 코, 인두, 후두, 기관지, 폐, 흉곽 등의 호흡기 질환에 의하여 발생된다. 기침은 질병으로 인한 분비물을 제거하는 순기능도 있지만, 기침비말을 통하여 감염병을 전파한다. 과도한 기침은 목 아픔, 생활의 불편, 흉통 등 간단한 합병증과 더불어 부정맥, 실신, 객혈, 복통, 골절, 비장파열 등의 심각한 부작용을 일으킨다. 그러므로 기침이 심할 땐 일단 기침을 치료해야 한다. 기침하다 보면 기침이 자극되어 원인 질환을 악화시킬 수 있다. 기침이 기침을 부른다.

천식은 불치병인가요?

사람들은 어떤 이유든 천식을 잘 낫지 않는 질병으로 생각한다. 심한 경우 고질병, 난치병, 불치병이란 말을 쉽게 쓴다. 천식을 불치병이라고 믿는 이유는 전형적인 대표성의 오류 때문이다. 드물게 난치성 천식이 있다. 이런 환자가 여기저기 떠들고 다니게 되니까 마치 모든 천식이 치료되지 않는 것처럼 인식하게 된다. 나쁜 소식 한 가지는 좋은 소식 30가지로도 우리 인식을 바꾸기 어렵다. 치료가 잘 된 천식 환자는 스스로 천식이라고 인식 못하는 경우도 흔하다. 세상일은 생각한 대로 흘러간다. 어떤 일이든 잘 된다고 생각하는 사람이 성공확률이 높다. 스키를 탈 때 아래 목표를 봐야지 넘어질 자리를 보면 넘어진다. 골프를 칠 때도 깃발을 봐야지 벙커를 걱정하면 영락없이 벙커로 들어간다. 성공과 실패는 마음먹기에 달렸다. 천식 치료를 열심히 하면 치료된다는 긍정의 마음을 가져야 치료될 가능성도 높아진다. 치료된다는 믿음이 약물을 더 잘 복용하게 만든다. 실제로 긍정의 효과는 약물의 효과를 높인다.

천식은 불치병인가요?
아니오.
천식은 치료 가능합니다.

천식은 치료 가능하다. 이렇게 백번쯤 말해 보자. 그러면 실제 그런 일이 일어난다. 약물을 줄이고 끊을 수도 있다. 가끔 재발한다고 하여도 약물 조절 방법을 배우면 언제나 악화하지 않도록 조절할 수 있다. 천식이 불치병이라고 하는 사람에게 말한다. 치료는 해 보셨는지요? 부정의 마음을 버리고 천식 치료 제대로 한번 해 봅시다. 한두 가지 치료 방법이나 약물보다 치료될 수 있다는 신념을 갖는 것이 천식 치료의 지름길이다.

질병은 친구처럼 관리하기 나름이다.
천식이라는 병도 관리하기 나름이다.

필자가 천식을 앓아보고 터득한 것이 하나 있다. 어떤 병에 걸리든 병을 미워하거나 병과 싸우지 않는다. 우선 병이 찾아오면 인사를 하자. 왜 내게 왔는지 물어본다. 고혈압, 당뇨병이나 천식 같은 만성 질병은 내가 선택할 수 없다. 병이 나를 찾아오는 것이다. 이유야 많지만 나를 찾아온 질병에게 인사하고 같이 살 궁리를 해야겠다. 잘 관리한다면 그다지 불편하지 않게 지낼 수 있다. 그러다 지루해 지면 다시 나를 떠날 수도 있다. 고혈압이나 당뇨병은 적절한 운동과 식이요법으로 다스릴 수 있다. 내가 어떻게 관리하느냐에 달렸다. 천식이라는 병도 관리하기 나름이다.

🫁 천식이 낫지 않는 이유

천식이 낫지 않는 이유는 엉뚱하다. 낫지 않는다는 잘못된 믿음 때문이다. 우리나라에서는 예로부터 해소천식이라는 말이 사용되었다. 정확한 말은 해수천식이다. 해수(咳嗽)는 기침 해(咳)와 기침할 수(嗽)로 기침이라는 말이다. 기관지에서 가래를 배출하기 위하여 기침하는 것으로 이해하였다. 예로부터 해수천식은 잘 낫지 않는 병으로 인식한다. 해수천식이 나이 들어 생기고 노인들이 사망에 이르면 호흡기 질병이 악화하여 우리 뇌의 무의식에 불치병으로 각인되었다.

사람들은 천식이라고 하면 마치 암과 같이 사망 선고를 받는 것처럼 두려워한다. 두려움을 너머 천식이 아닐 거라는 자기 부정을 거쳐서 치료를 포기하는 단계로 들어 간다. 어차피 낫지도 않는 병을 열심히 진단하고 치료할 필요가 없다고 생각한다. 그러니 적당히 부정하고 무시하면서 천식을 된장 담그는 듯 묵혀둔다. 가까운 병원에서 감기약으로 증상을 조절하고 몇 년 지나 증상이 계속되거나 심해지면 전문가를 찾는다.

천식(喘息)은 헐떡 거릴 천(喘)과 숨쉴 식(息)이 합쳐진 단어이다. 사전적 의미는 기관지가 좁아져서 호흡이 곤란하여 헐떡거림이다. 진단명 자체로 단어의 의미가 공포심을 갖게 만든다. 사람들은 두려움 때문인지 천식이라는 병을 낫지 않는다고 믿는다. 치료에 대한 믿음이 부족하기 때문에 제대로 치료할 생각을 하지 못하고 오랫동안 갖고 산다. 묵혀둔 질병을 치료하려면 오래된 만큼 어렵다. 병원을 방문하여 의사가 치료된다고 하여도 잘 믿지 않는다. 하물며 의사도 치료가 어렵다고 하면 환자의 의식은 확신으로 변한다. 치료되지 않을 것이라는 확신이 생기면 치료는 불가능에 가깝다.

천식 치료의 시작은 치료될 수 있다고 믿는 것이다. 오랫동안 천식으로 고생을 했기 때문에 의사가 치료된다고 설명하여도 '그랬으면 좋겠어요.'라고 대답하지만 불신과 불안감이 남아 있다. 모든 약은 약물 효과 이외에 플라세보(placebo) 효과를 갖고 있다. 약을 먹었으니 나을 것이라는 믿음, 신뢰, 기대이다. 많은 임상시험에서 약 20-30%의 플라세보 효과를 보인다. 시험약과 대조약(위약, 가짜약)을 투여하면 가짜 약에도 20-30%의 효과를 보인다. 시험약은 대조약보다 효과를 보여야 약물 효과가 있는 것으로 인정한다.

반대로 노세보(nocebo) 효과라는 것도 있다. 플라세보 효과의 반대이다. 효과가 없을 것으로 믿으면 실제 효과 있는 약물을 복용하여도 효과를 나타내지 않는다. 믿음이 가지 않는 의사로부터 받은 약은 효과가 덜하다. 같은 치료를 하더라도 효과가 있다고 믿고 치료하는 것과 믿지 않고 치료하는 것의 결과는 너무나 달라질 수밖에 없다. 천식 치료의 시작은 치료될 것이라는 믿음을 갖는 것이다.

만성기침이 중요한 이유

기침하는 기간이 중요하다. 왜냐하면 대부분 기침은 며칠 내로 사라지기 때문이다.

3주 이내 기침하는 급성 기침의 경우 감기(상기도감염)가 가장 흔한 원인이다. 대부분 저절로 좋아진다. 8주 이상 기침하는 만성기침의 경우 원인질환을 찾아서 치료해야 한다.

오랫동안 기침하는 환자들의 특징이 있다. 감기 후에 감기 증상은 좋아졌는데 기침만 계속된다. 마른기침만 지속되어 큰 병에 걸린 것 같다. 개인의원에서 흉부 X선 촬영을 하였는데 아무 이상이 없다. 주로 야간에 주기적으로 발작적으로 기침한다. 차가운 공기에 노출하면 예민하게 반응하여 기침한다.

대수롭지 않은 기침만 한다. 설마 기침도 병일까?

만성기침의 원인은 매우 다양하다. 기관지 천식, 비후루증, 위식도 역류질환이 가장 흔한 3대 원인이다. 비후루증이란 목이나 코 뒤로 가래가 넘어가는 증상, 목에 뭔가 껴 있는 답답한 증상을 말한다. 그 외에도 감염(감기)후 기침, 고혈압약제에 의한 기침, 만성 기관지염, 기관지 확장증, 간질성 폐질환, 폐농양, 심인성 기침, 폐결핵, 폐암 등도 원인이 될 수 있다.

만성기침은 잘 낫지 않는가?

그렇지 않다. 이것도 중요한 오해이다. 만성기침이라도 원인을 알고 치료하면 틀림없이 잘 낫는다. 만성기침이 잘 낫지 않는다고 생각하는 이유는 첫째, 기침을 대수롭게 생각하지 않아 묵혀두기 때문이다. 둘째, 복합적인 원인을 고려하지 않기 때문이다. 왜냐하면 60% 이상의 만성기침의 원인이 복합적이기 때문이다. 한 가지 치료하면 좋아지는 듯하다, 다시 기침이 계속된다. 복합된 원인을 찾아야 동시에 치료해야 한다.

만성기침의 원인은 복합적이다.

야간에 기침이 심한 것은 생리적인 일중 변동이거나 기관지 천식이나 위식도 역류질환일 가능성이 높다. 위식도 역류 현상에 의한 만성기침도 비교적 흔한 원인이다. 위식도역류 질환의 대표적인 증상인 흉골하 통증(heartburn)이나 입안에서 신맛 또는 쓴맛을 느끼는 증상이 없이도 단지 기침만 하는 경우가 약 40% 정도 된다. 이렇게 다양한 원인이 복합적으로 작용한다.

마지막으로 만성기침이 잘 낫지 않는 원인은 적합한 치료를 받지 못하기 때문이다. 특히 천식의 경우 흡입기를 사용하여야 제대로 치료가 된다. 하지만 흡입기 처방률은 매우 낮고, 처방을 받아도 제대로 흡입하는 사람이 드물다. 더 많은 이유가 있지만 위와 같은 세 가지 이유로 만성기침이 잘 낫지 않는다고 생각한다. 이유를 알고 치료하면 만성기침도 잘 낫는다.

천식이란 무엇인가?

천식이란 기도에 불이 난 것과 같다([그림 7]). 불은 염증을 의미한다. 염증 매개 물질이 활성화하고 조직에 염증세포가 증가한다. 염증이 생겨 기관지 점막이 붓고, 점액이 과도하게 생성되어 기관지가 좁아진다. 이러한 염증반응은 만성적으로 여러 가지 자극에 과민하게 반응하게 된다. 과민성의 증가는 단순히 알레르기를 일으키는 물질에 대한 특이한 반응뿐만 아니라 비특이적인 자극에도 예민하게 반응한다. 예를 들어 기도는 추운 날씨, 습도, 기분, 운동 등에 의하여 자극된다. 기도에 염증이 생기고 좁아지면 기침, 천명, 흉부압박감, 호흡곤란 등의 증상이 발생된다.

천식, 기관지에 불이 났다.

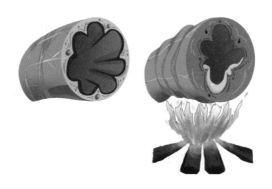

[그림 7] 천식의 염증 모식도
천식 염증을 기관지에 불이 난 것에 비유하였다.

천식의 가장 큰 특징은 변이성이다.

천식 증상은 가역적이다. 좋아질 수 있다는 의미이다. 천식이 악화되어 폐기능이 나빠져도 증상이 호전되면 폐기능도 완전히 정상이 될 수 있다. 기관지확장제에 대한 반응도 좋아서 가역적이라는 용어를 사용한다. 증상이나 기관지 협착 현상의 가장 전형적인 특징은 변이성이 높다는 것이다. 증상이 수시로 변화한다는 의미이다. 하루를 보아도 오전 오후가 다르고 야간에 증상이 악화된다. 낮에는 비교적 증상이 호전된다. 일주일 동안에도 날씨나 요일에 따라 주말에는 호전되기도 한다. 계절에 따라 증상이 종잡을 수 없을 정도로 변화무상(變化無常)하게 변화한다. 잘 치료하거나 또는 날씨가 좋으면 자연적으로 호전되기도 한다. 마치 도깨비에 홀린 듯한 증상이 나타나는 것이 천식의 가장 중요한 특징인 변이성(variability)이다([그림 8]).

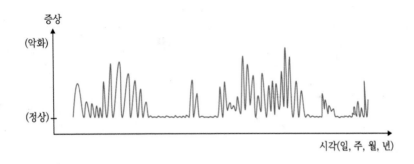

[그림 8] 변화무상한 천식 증상의 변이성.
천식의 증상은 불규칙적으로 불규칙하게 변한다.
때로는 야간에만, 봄 등 계절적으로 규칙성을 나타내기도 한다.

변화무상한 천식 증상에 따라 치료도 변해야 한다.

천식의 가장 중요한 특징은 변이성이다. 변이도 매우 불규칙적이거나 때로는 규칙적이다. 천식 증상의 변이성은 천식 치료를 어렵게 만든다. 등산할 때 뒤에서 따라가면 앞장서 가는 것보다 힘이 든다. 천식 치료할 때도 증상을 따라가기보다 증상을 완전히 조절할 수 있을 정도로 치료약물을 선제적으로 투여하는 것이 좋다. 초기에 약물을 많이 사용하면 증상 개선이 빨라 조기에 증상이 호전된다. 그러면 약물도 같이 줄어들 수 있다. 계단을 올라가는 것보다 내려가는 것이 편하다. 천식 치료는 계단을 내려가는 치료가 원칙이다. 같은 만성 질환이지만 고혈압과 당뇨병처럼 꾸준히 치료하라는 것은 천식 치료 원칙과 다르다는 것을 명심해야 한다.

기침만 하는데 천식일까요?

그렇다. 기침만 하는 천식이 의외로 많다. 기침형 천식(cough variant asthma)이라는 병이 있다. 천식의 다른 증상 없이 기침이 주된 증상으로 나타난다. 천식은 만성기침의 중요한 원인이다. 오래된 천식 기침에서 일중 변동이나 계절적 변화가 관찰된다. 동반된 알레르기 질환이 있으면 더욱 의심해 봐야 한다. 진단이 확실하지 않아도 천식 치료를 하면 호전되는 것을 보면 역으로 천식 진단을 할 수도 있다. 천식은 검사보다 문진과 신체 진찰로 의사가 내리는 진단이 더 정확하다. 천식은 하루 이틀 만에 진단되는 것보다 장기간 환자를 관찰하여 진단되는 경우가 흔히 있다. 의료가 발달하고 생활양식이 변하여 예전처럼 숨이 차고 천명이 심하게 들리는 중증 천식보다 기침만 하는 경증 천식이 더 흔하게 되었다.

해마다 봄철이면 찾아오는 불청객, 알레르기

4월을 악마의 계절이라고 하였다. 최소한 알레르기 환자에게는 그렇다. 눈이 가렵고, 맑은 콧물이 줄줄 흐른다. 밤중에는 코가 막히고 기침해서 잠 못 이루는 4월이다. 그럼에도 불구하고 알레르기 환자들은 감기에 걸렸다고 생각한다. 자세히 물어보면 최소 2~3주 이상 증상이 지속되었다. 이렇게 감기가 오래 지속되지 않는다. 더 자세히 물어보면 왠지 모르게 감기에 자주 걸린다고 하고, 밤에 증상이 심해지거나 해마다 봄철이면 증상이 반복된다고 한다.

알레르기는 무엇인가?

알레르기가 있다는 것은 알레르기 유발 물질에 대한 과민한 반응을 의미한다. 알레르기 반응이 일어나면 호흡기 점막(코, 기관지)이 붓고 조여져서 많은 점액을 분비하여 호흡기 증상을 악화시킨다. 눈이 가렵고, 콧물이 나고 코가 막히고, 계속해서 발작적으로 기침하게 된다.

알레르기 유발 물질은 매우 다양하다. 중요한 몇 가지 알레르기에 대하여 알아본다. 예방 가능한 사항을 지켜 생활을 변화시키면 알레르기 시작을 예방할 수 있다.

[표 6] 알레르기 유발 및 악화 인자

알레르기인자	알레르기 물질 종류
유발인자	집먼지, 집먼지 진드기(미국형, 유럽형), 각종 꽃가루, 곰팡이, 동물비듬, 동물털 및 새털, 솜, 바퀴벌레항원
악화인자	흡연, 나무연기, 자극적인 냄새, 향수, 방향제, 방취제, 운동, 찬공기, 기후, 심리적 요인

집먼지 진드기

집먼지 속에 사는 진드기는 세 종류가 가장 흔하다. 쉽게 설명하면 미국형, 유럽형 집먼지 진드기와 긴털가루 진드기가 있다([그림 9]).

집먼지 진드기를 피하는 방법

1) 침대 및 침구를 밀폐된 덮개로 싼다 (항알레르기 제품 사용).

2) 베개를 싸개로 싸거나 자주 세탁한다.

3) 천을 씌운 가구에 눕거나 자지 않는다.

4) 카펫을 사용하지 않는다.

5) 침구나 옷, 천으로 된 장난감은 뜨거운 물에 자주 세탁한다.

6) 소독약품을 사용하여 진드기를 없애고 실내 습도를 50% 이내로 유지한다.

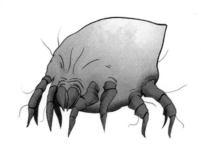

[그림 9] 집먼지 진드기
우리나라에서 가장 흔한 알레르기 원인이다.
미국형, 유럽형, 긴털가루 진드기 등 다양한 종류의 진드기가
알레르기 원인으로 보고되었다.

꽃가루와 곰팡이(실외)

꽃가루는 크게 두 가지 종류가 있다. 식물이 번식하는 방법에 따라 꽃가루는 곤충(충매화)이나 바람(풍매화)에 의존한다. 대부분 눈에 보일 정도의 큰 꽃은 곤충에 의하여 번식한다. 이런 꽃가루는 워낙 크기 때문에 사람에게 노출될 가능성이 작다. 반면, 참나무 꽃가루처럼 눈에 보이지 않을 정도의 가벼운 꽃가루는 바람에 날려 번식한다. 소나무 꽃가루는 편서풍을 타면 수천 킬로미터를 날아갈 수 있다. 이런 풍매화 꽃가루가 사람에게 알레르기를 많이 일으킨다. 봄철이면 일기예보에 알레르기 경보를 별도로 발표한다. 우리나라 기상청에서는 참나무, 소나무, 잡초류 등의 꽃가루 예보를 발표하고 있다.

 꽃가루를 피하는 법

1) 꽃가루가 많이 날리는 정오나 오후에는 외출을 삼간다.
2) 실내에서 가능하면 공기 정화기를 사용한다.
3) 꽃가루와 곰팡이가 많은 계절에 가급적이면 창문을 닫는다.
4) 곰팡이의 원인이 되는 것을 제거한다 (화분, 잡초 등...)

동물 털 및 비듬

개, 고양이, 새, 설치류를 포함한 모든 애완동물의 피부, 머리칼, 깃털로부터 나온다.

동물 털 및 비듬을 피하는 법

1) 집이나 학교 교실에 동물을 두지 않는다.

2) 만약 애완동물을 기르고 있다면 침실에 들여놓지 않는다.

3) 애완 동물을 자주 목욕시킨다.

4) 깃털로 만든 제품(베게와 이불)을 사용하지 않는다.

바퀴벌레 항원

 바퀴벌레 항원을 피하는 법

1) 살충제를 사용한다. 소독 분무할 때 집 밖에 있고 분무 후 환기한다.

2) 분무한 후 수 시간 동안은 환기한다.

3) 바퀴 덫을 사용한다.

실내 곰팡이

 실내 곰팡이를 피하는 법

1) 목욕탕, 부엌, 지하실의 통풍을 자주 한다.

2) 목욕탕, 부엌, 지하실을 정기적으로 청소한다.

3) 가습기를 사용하지 않는다.

4) 습기 많은 지하실에는 제습기를 설치하여 습도를 25%~50%로 유지한다.

자극적인 냄새와 향수

💡 자극적인 냄새 관리하는 법

1) 페인트를 칠할 때 집안에 머무르지 않는다. 페인트가 마를 때까지 충분한 시간을 둔다. 분이나 헤어스프레이 같이 향수나 향수가 든 화장품을 사용하지 않는다.
2) 방취제를 사용하지 않는다.
3) 가능하면 향기 나지 않는 세제를 사용한다.
4) 팬 환풍기를 사용하고, 창문을 열어 자극적인 음식 및 조리 냄새를 줄인다. 특히, 기름에 튀기는 냄새를 줄인다.
5) 대기 오염지수가 높을 때 집안에서 대기오염을 피한다.

손자병법에 지피지기면 백전백승이라고 하였다. 알레르기를 유발하는 것이 무엇인지 아는 것이 중요하다. 원인을 알고 그것을 피하는 법을 배워야 한다. 봄에 일찍 피는 벚꽃 같은 꽃가루 알레르기가 있는 사람이 굳이 봄꽃 구경을 갈 이유가 없다.

알레르기 치료 방법은 없나요?

알레르기 유발 물질을 피하지 못하거나 약물 치료가 잘되지 않는다면 면역요법을 고려해 보아야 한다. 면역치료는 실제 자신에게 알레르기를 일으키는 알레르기 유발 물질을 치료에 사용한다. 알레르기 유발 물질을 매우 낮은 농도로 시작하여 점차 농도를 높여 간다. 마지막에 알레르기를 일으키는 농도까지 증가시켜 주사하여 면역체계로부터 탈 감작시키는 방법이다. 알레르기가 심한 환자의 경우 효과적으로 시행할 수 있다. 단 알레르기를 일으키는 물질을 모두 포함해야지 일부만 시행하게 되면 효과는 반감이 된다. 다만, 너무 많은 알레르기가 있으면 항원이 섞여 효과가 반감될 수 있다. 주치의와 상의해야 한다. 나에게 알레르기를 일으키는 물질이 무엇인지 알고 효과적으로 대처한다면 다음 봄에는 좀 더 잘 지낼 수 있을 것이다.

[표 7] 알레르기의 다양한 증상과 질병

부위	증상	질병
피부 및 눈	열성 두드러기, 피부 발진, 가려움, 입술 부기, 눈의 충혈, 부종, 가려움	아토피, 두드러기, 결막염, 혈관부종
코	코감기, 재채기, 콧물, 코 막힘, 비후루증상	비염
호흡기	기침, 천명(씩씩거림),호흡곤란, 흉부압박감	천식
소화기	위장장애, 구토, 구역, 복통, 경련, 설사	위염, 장염

면역치료 외에도 최근 개발된 천식 약제는 다양하다. 면역글로불린 E 항체 치료, 인터루킨5 단일클론항체 치료 등 다양한 시도가 진행되고 있다. 적응증이 제한되어 있어, 전문적인 치료 영역으로 호흡기 전문가에게 치료 가능한지 상담이 필요하다.

알레르기는 갑자기 생기나?

알레르기는 왜 생길까? 알레르기란 내 것과 남의 것을 과도하게 구분하는 면역체계 때문에 일어난다. 증상이 갑자기 생겨 이전에 알레르기가 없다가 갑자기 생기는 것으로 착각한다. 알레르기 반응은 오래전부터 여러 번 노출되었던 물질에 대하여 유발된다. 알레르기는 나의 몸속에 면역체계와 외부 물질과의 면역적인 싸움이다. 나 자신의 물질(단백질)에 대하여 면역체계는 인식을 회피한다. 왜냐하면 자신(self)이기 때문이다. 자신의 면역체계는 스스로를 공격하지 않는다. 면역체계 이상으로 자신의 단백질을 공격하는 자가 면역병도 있다. 반대로 알레르기는 내 것이 아닌 물질에 대한 반응이다.

알레르기는 외부물질에 대한 과민한 반응이다.

외부에서 이물질(non-self, 단백질)이 내 몸 속에 들어오면 면역체계가 이물질을 제거하기 위하여 공격한다. 면역체계에서 외부에서 들어온 물질을 항원이라 한다. 외부에서 들어온 항원에 대항하기 위하여 인체 내부에서 만들어진 면역물질을 항체라고 한다. 외부물질이 들어오면 면역 세포는 항체를 만든다([그림 10]). 전쟁을 위한 군대를 만드는 것과 같다. 같은 물질에 여러 번 노출이 되면 항체를 많이 만들게 된다. 예를 들어 인체가 옥수수 꽃가루에 노출되면 인체 내 면역체계는 꽃가루에 대한 항체를 형성한다. 항원-항체 반응으로 항원을 중화시킨다. 여러 번 반복적으로 노출되면 더 많은 항체를 만든다. 꽃가루라는 항원에 여러 번 노출하여 너무 많은 항체를 보유하고 있는 상태에서 갑자기 꽃가루에 상당량 노출되면 항원 항체 반응이 급격하고 과도하게 일어나 면역성 염증반응으로 이어진다. 이것이 알레르기 반응이다.

알레르기는 통상적으로 알레르기가 있는 물질에 대하여 여러 번 노출에 의하여 발생된다.

알레르기는 특이하게 원인을 모르는 아나필락시스(anaphylaxis)를 제외하고는 여러 번 반복적인 노출에 의하여 발생한다. 그러므로 오랜 기간 노출의 기왕력이 있는 것이 보통이다. 알레르기 체질은 어려서 면역체계가 완성될 때 결정된다. 사람의 면역체계는 7세 전후에 완성된다. 7세 이전에 여러 물질에 노출이 되면 면역체계가 완성되기 전 자신(self)과 이물질(non-self)을 과도하게 구별하지 않게 된다. 그러면 성인이 되어서도 알레르기가 많이 생기지 않는다는 가설이 통용되고 있다. 연구에 의하면 어린나이에 강아지를 2마리 이상 키운 경우 알레르기 발생이 적다고 한다.

아나필락시스	벌, 메밀, 땅콩, 백신, 항생제, 약물 등
알레르기 반응	꽃가루, 집먼지 진드기, 동물털, 곰팡이

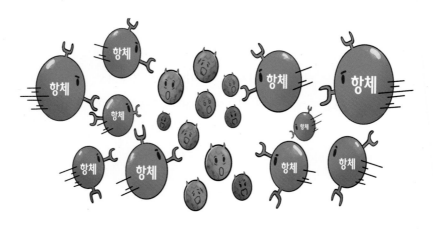

[그림 10] 항원-항체 면역반응 모식도
꽃가루, 집먼지진드기 등 항원이 우리 몸에 들어오면 면역세포에서 항체를 만들어 중화한다. 항원-항체 반응이 과도하게 일어나는 것이 알레르기 염증반응이다.

알레르기는 면역이 약해서 생기나요?

아니다. 알레르기는 면역이 약해서 생기는 것이 아니다. 면역이 강하거나 약함을 정의하기는 어렵다. 알레르기는 면역반응만 따지면 약한 것이 아니라 과도하게 강한 반응이다. 면역반응이 과도하게 일어나기 때문에 염증반응이 폭발적으로 일어나게 되어 증상이 발생된다.

쉽게 설명하면 면역이 약하기보다 더 강해서 생기는 것이라고 표현할 수 있다. 시중에 면역증가시키는 식품이나 약제가 알레르기에 효과가 있다고 광고하는 것은 원리를 역행하는 것이다. 물론 아직까지 알레르기 자체를 없애 주는 약물은 없다. 단지 면역억제제가 과도한 알레르기 반응을 억제할 수 있지만 아주 심한 경우가 아니면 사용을 제한하고 있다. 면역을 억제하지만 부작용도 많기 때문이다.

의학적으로 면역력을 측정하는 것도 입증하기도 어렵다. 다만, 후천성 면역결핍증후군처럼 면역이 현저히 감소되어 있는 경우를 진단할 수 있다. 인체의 면역체계는 체액(면역글로불린) 면역과 세포면역이 있다. 면역력은 면역세포, 항체등 체액성분, 단백질 등 영양 상태, 간, 신장, 심장, 부신, 갑상선 등의 장기기능 등 다양한 요인이 작용하여 형성된다. 면역세포 숫자만으로 면역력을 보기도 어렵고, 면역세포가 많다고 좋은 것도 아니다. 현대의학은 아는 것보다 아직 모르는 부분이 많다.

알레르기 환자는 감기약을 조심해야 하나요?

감기약 중에 알레르기를 악화시키는 약물이 있다. 아스피린이나 비스테로이드 항염증약물(non-steroid anti-inflammatory drugs, NSAIDs) 계열은 알레르기를 악화시킬 수 있다. 감기약과 정형외과에서 많이 처방하는 약제 중에 위와 같은 진통소염제가 흔히 포함되어 있다. 알레르기가 있는 경우 이런 약제 복용에 주의해야 한다. 진통소염제를 복용 후 알레르기가 악화되었다면 메모를 해두자. 병원에서 약물 처방 받을 때 반드시 의사에게 알려야 한다. 약물 알레르기는 첫 번째보다 두 번째, 세 번째 발생하였을 때 더 심하게 나타난다.

임신하면 천식이 나빠지나요?

> 30대 주부입니다. 둘째 아이를 낳고 나서 체중이 불어 고민입니다. 그런데 살이 찌면서 기침과 숨이 차기 시작했는데 병원에서 천식이라고 합니다. 임신이나 비만 때문에 천식이 생겼나요? 어떻게 치료해야 하나요?

임신과 비만이 천식을 직접 유발한다는 증거는 없다. 임신 중 기존의 천식을 앓고 있던 환자나 모르고 지내던 천식이 악화할 수 있다. 임신 중에 약물을 복용하기 꺼리기 때문에 천식을 치료하지 않고 방치하는 경우가 많다. 임신 중에도 안전하게 복용할 수 있는 천식 약제가 있다. 천식이 나빠지면 태아에 영향을 줄 수 있기 때문에, 엄마의 천식을 잘 조절하는 것이 중요하다. 특히 흡입형 스테로이드 천식 치료제는 약제가 기관지에 직접 작용하기 때문에, 태아에 미치는 영향이 미미하다. 임신 중 천식 치료의 원칙은 천식의 경중을 따지고, 치료할 때와 하지 않았을 때의 이해득실을 고려하여야 한다.

🫁 비만이 천식을 일으키나요?

여성의 비만과 천식은 매우 밀접한 관계가 있다고 알려져 있다. 비만 자체가 폐기능을 감소시킬 수 있지만, 아직 정확한 기전은 모른다. 천식 증상(기침, 천명, 호흡곤란 등)이 있으면 운동량이 줄어들어 체중이 늘어날 수 있다. 체중이 늘면 폐활량이 줄어들고, 천식의 증상은 더욱 악화하여 운동량은 더 줄어들게 되고 악순환의 현상이 나타난다. 비교적 활동량이 많은 남성보다 여성에게 비만이 천식과 연관되었음을 보아도 운동량과 밀접한 관계가 있을 것으로 예상된다. 천식치료를 잘하면 완전 조절이 가능하다. 우선 적절한 천식치료를 통하여 100%의 폐기능을 유지하고, 규칙적인 운동을 한다면 비만과 천식을 한꺼번에 치료할 수 있다.

🫁 살을 빼면 천식이 좋아지나요?

천식과 비만은 모두 매우 흔하고 급속히 증가하는 현대적인 질병이다. 의학자들은 오래전부터 기관지 천식과 비만이 관련되어 있음을 연구하였다. 상식적으로 생각해도 천식 환자가 운동하면 증상이 악화되기 때문에 활동량이 줄어 체중이 늘어 날 수 있다. 비만은 천식뿐만 아니라 고혈압, 당뇨병, 심혈관질환, 뇌졸중, 위식도 역류질환, 수면무호흡증후군 및 기타 호흡기 질환과 연관되어 있다. 비만은 폐활량(FVC)을 감소시킨다. 체중을 감량하면 폐기능이 개선된다. 천식 환자가 체중감량을 하면 폐기능이 향상된다는 보고가 있다. 특히 비만 여성에서 체중감소가 천식을 개선시키는 효과가 높다.

흡입기를 안 하고 약만 먹으면 안 될까요?

천식 환자들은 천식이라는 질병에 대하여 공포감을 갖고 있다. 왜냐하면 천식에 대한 인식이 나쁘기 때문이다. 천식은 불치병, 고질병, 난치병이라는 고정관념이 있다. 천식 진단을 두려워하는 만큼 천식 치료제인 흡입기에 대한 두려움도 있다. 그래서 많은 환자들이 천신 치료에 흡입기보다 먹는 약물을 선호한다.

우리나라 천식이 조절 안 되는 이유는
흡입기 사용이 저조하기 때문이다.

먹는 약물은 전신에 흡수되어 작용한다. 호흡기에 작용하기 전에 전신에 퍼져 전신 부작용이 발생될 가능성이 높다. 반면 흡입기는 기관지에 직접 작용한다. 기관지에 직접 작용하기 때문에 효과적이다. 염증이 발생된 기관지 점막에 직접 작용하고 미량의 성분이 흡수된다. 전신부작용이 거의 없다. 불행하게도 우리나라에서 흡입기 사용률은 천식 환자의 30% 정도 밖에 되지 않는다. 연구에 의하면 흡입기를 연간 4개 이상 사용하는 경우 천식으로 인한 사망과 입원을 현저히 줄일 수 있다([그림 11]). 흡입기 사용이 적은 우리나라에서 OECD 국가보다 천식환자의 피할 수 있는 입원률이 2.5배 높다.

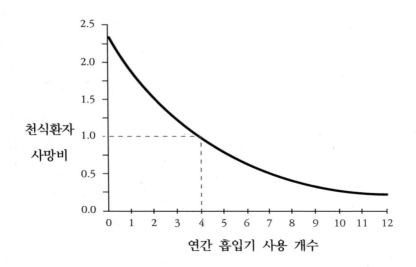

[그림 11] 흡입기 사용량과 천식 사망률
흡입기를 많이 사용할수록 천식 사망률이 떨어진다.

흡입기가 좋다고 머리로 이해하여도 천식환자들은 여전히 흡입기를 두려워한다. 흡입기 사용방법이 까다롭기 때문이다. 까다로운 흡입기 사용에 대하여 누군가 친절히 가르쳐 주지도 않는다. 사용하는 방법을 모르니 흡입기를 더 하기 어렵다. 천식으로 기침도 나고, 숨도 짧아졌기 때문에 흡입기 사용은 더 어려울 수 있다. 영국의 왕실아카데미가 의사의 일을 정의하였다. 의사는 환자의 건강을 지키는 책임이 있다. 환자가 흡입기를 잘 복용하고 못하는 책임은 의사에게 있다. 흡입기를 잘 사용해야 환자가 천식을 잘 조절하고 건강해 진다.

환자의 흡입기 사용에 대한 책임은 의사에게 있다.

　　흡입기 교육을 제대로 받고 잘하는 환자들은 조절이 잘 된다. 이들은 복용 약을 끊을 수 있고 흡입기로만 조절하는 상태가 된다. 그러다가 조절이 잘되면 흡입기도 중단하고 완전 조절 상태로 천식이 완치된 상태가 된다. 흡입기 종류는 너무나 많다([그림 12]). 자신에게 맞는 흡입기가 있다. 한 가지 사용해 보고 불편하다면, 담당의사에게 다른 종류로 바꾸어 달라고 요청하면 된다.

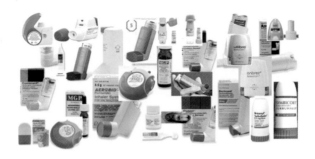

[그림 12] 수없이 많은 흡입기 종류. 사람마다 자신에게 맞는 흡입기가 있다.

흡입기를 해도 기침을 해요.

　　천식으로 진단 받고 흡입기를 받았다. 약을 복용하고 흡입기를 하는데도 기침을 계속하는 환자들이 있다. 여기에 여러 가지 원인이 있다. 흡연을 계속하거나, 감염이 동반되어 객담이 많거나, 다른 질병이 동반되었거나, 알레르기 등 유해물질 노출이 계속되거나 등 다양한 원인이 있다. 또 다른 반드시 점검해야 할 사항이 있다. 환자가 흡입기를 올바른 방법으로 사용했는지 점검해야 한다. 환자에게 다음 외래 방문 시 흡입기를 갖고 오게 한다.

환자가 흡입기 사용 방법을 모르면
처방 안 하는 것 보다 못하다.

흡입기 처방을 받고 교육받지 않으면, 올바로 흡입하는 사람은 열에 한 명도 되지 않는다. 아니 백에 한 명 있을까 한다. 그러니 흡입기를 처방하는 것을 넘어 흡입기를 잘 사용하는지까지 관리를 하여야 의사의 일이 끝이 난다. 흡입기를 잘해도 기침이 난다면 위의 여러 가지 가능성을 두고 원인 질환 감별을 새로 해야 한다.

흡입기를 사용하기 어려운가요?

아니다. 흡입기 사용은 매우 쉽다. 단지 제대로 배우지 못했기 때문에 어렵다고 생각한다. 흡입기를 잘 못 사용하는 사례를 보면 웃지 못 할 희극을 한 편 보는 듯하다. 우선 환자에게 흡입기의 장점을 설명하고 흡입기와 친해질 수 있도록 만들어야 한다. 환자들은 흡입기를 '어렵다, 불편하다, 창피하다, 별 효과가 없을 것 같다, 중병에 걸린 것 같다' 등으로 표현한다. 먹는 약에 익숙하기 때문에 흡입기에 대한 막연한 거부감이 있다. 증상이 좋아지면 복용 약물을 먼저 중단해야 함에도 흡입기를 먼저 끊어 버린다. 천식치료의 원칙은 초기에 복용약물과 흡입기를 함께 하다가 좋아지면 흡입기만으로 조절할 수 있다.

흡입기 사용이 불편해요. 편리한 흡입기 없나요?

흡입기는 다양한 형태로 개발되어 있다. 흡입기에 들어 있는 약물의 성분과 효능은 유사하다. 흡입하였을 때 얼마나 편리하게 흡입할 수 있는지가 중요하다. 아무리 좋아도 약물이 충분히 흡입되지 않는다면 좋은 흡입기가 아니다. 사람마다 선호하는 흡입기 형태가 있다. 한가지 흡입기로 잘 안되면 우선 흡입기 재교육을 받는다. 그리고도 흡입기 사용에 어려움이 있다면 고민하지 말고 다른 흡입기 종류로 교체하는 것이 좋다. 환자의 나이와 폐기능에 맞는 편리하고 다양한 호흡기 흡입기가 개발되어 있다.

흡입기를 잘 사용하려면?

흡입기에 대한 거부감은 흡입기를 흡입하는 과정에서 표출된다. 분명 흡입기임에도 불구하고 흡입기에 대고 부는 사람(흡입이라는 발음이 어려워 흡입하면서 분다고 표현하는 경우도 있다.), 거꾸로 들고 사용하는 사람, 흡입기 약물을 향수처럼 가슴에 뿌리는 사람, 구강 청결제처럼 쓰는 사람, 목에 뿌리는 사람, 연습 삼아 흡입기를 계속 돌리는 사람 등 다양한 흡입기 사용 오류가 있다. 흡입해야 하는데 숨을 다 들이쉬고 뿌리는 사람(더이상 호흡이 되지 않아 흡입이 되지 않는다.), 숨을 쉬지 않고 입에 갖다 대거나 뿌리기만 하는 사람, 너무 천천히 흡입하는 사람, 얼굴 앞에 미스트 뿌리듯 하는 사람 등 잘못된 흡입기 사용사례는 너무나 많다.

흡입기를 잘 사용하려면 흡입기에 대한 거부감을 버려야 한다. 흡입기 가 기관지에 직접 작용하는 효과적인 약물이라는 것을 인정하여야 한다. 설명서를 참고하거나 인터넷에 동영상을 보면서 따라한다. 약국에서 약사가 흡입기 사용방법을 설명해야 한다. 일부 약국에서 복약지도비만 받고 설명은 설명서로 대신한다. 설명서를 보고 따라 하라는 것이다. 약사도 직접 경험해보지 않아 흡입기 사용이 환자에게 얼마나 두렵고 어려운지 잘 모른다.

천식환자인 저자도 처음 흡입기를 사용할 때 두려움이 앞섰다. 막연한 불안감이 있다. 처음 흡입기를 사용하면 열이면 열 반드시 실패한다. 이론적으로 잘 아는 의사인 나도 실패를 거듭하며 익숙해졌다. 환자들은 더 할 것이다. 흡입기를 함에 있어 가장 중요한 것은 연습이다. 흡입기에 따라 뿌리거나 누르거나 돌리는 행위를 해야 약물이 들어간다. 약물을 뿌리기 전에 우선 긴장을 풀고 깊숙이 흡입하는 연습을 해보자([그림 13]). 연습을 한두번 해서 자신이 생기면 뿌리거나 누르거나 돌리는 행위를 함과 동시에 실전 흡입하는 것이다. 최근에는 뿌리는 동작을 맞추지 않아도 편안하게 들여 마시도록 미세한 가루 형태나 안개(미스트) 형태의 흡입기가 많이 개발되어 있다. 한 가지 흡입기가 잘 안된다면 다른 흡입기로 변경해서 사용하는 것이 좋다.

흡입기 사용 어렵지 않다.
한 번도 배우지 못한 것이 문제이다.

하루는 흡입기를 처방하고 재진하러 오신 어르신이 흡입기를 가지고 오셨다. 흡입기를 하니 증상이 좋아지고 가슴이 뻥 뚫리는 기분이 든다고 자랑하셨다. 어떻게 하는지 해보시라고 했다. 와이셔츠 단추를 풀더니 가슴 속으로 서너 번 뿌리신다. 그러면서 많이 좋아졌다고 하신다. 아뿔싸! 보는 사람이 민망하여 얼굴이 화끈거렸다. 어르신에게 다른 사람보다 더 자세히 가르쳐 드렸다. 이후로 호흡기 증상과 폐기능이 눈에 띄게 좋아지셨다. 지금도 흡입기 때문에 살았다고 오실 때마다 자랑하신다.

의사가 직접 하는 흡입기 교육이 최선이다.

저자는 외래에서 흡입기 교육을 직접 한다. 교육하면서 느낀 점이 많다. 우선 환자의 치료에 매우 효과적이다. 흡입기 사용 유무와 사용법 숙련도에 따라 효과를 검증할 수 있어 좋다. 바쁜 외래 시간이지만 의사가 직접 시행하는 흡입기 교육은 환자와 의사 관계를 개선시킨다. 질병 조절도 잘되고 환자와의 관계도 좋아진다. 일석이조이고 두 마리 토끼를 잡는 묘책이다.

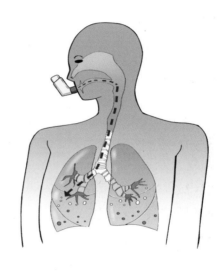

[그림 13] 흡입제가 도달해야 하는 곳
흡입기를 사용하여 약물이 폐 깊숙이 말단 기관지까지 도달해야 한다.

🫁 천식이 오래되면 어떻게 되나요?

우선 천식이 치료된다는 생각을 먼저 가져야 한다. 만성으로 끌고 가지 않도록 완전 조절이 목표다. 천식은 치료된다. 천식 치료가 어려운 가장 큰 이유는 치료되지 않는다는 생각이다. 어차피 치료되지 않는다면 열심히 치료할 필요가 없다. 질병에 대한 인식, 즉 병식이 부족한 것이다. 기침형 천식이라는 질병이 있다는 것을 아는 것도 중요하다.

천식 치료가 어려운 이유는 많다. 우선 기침을 방치하여 진단이 늦다. 기침을 가볍게 여기는 문화 때문이다. 치료를 시작하여도 완전하게 치료하지 않고 적당히 조절하는 것이 문제다. 흡입기를 하루에 2회를 해야 함에도 임의로 1회로 조정한다. 그러면서 기침을 계속한다고 호소한다. 조기에 치료를 중단하여 부분 조절의 상태가 오래가면 천식은 가역적에서 비가역적으로 변할 수 있다. 이런 것을 의학적으로 기도의 리모델링(remodeling)이라고 한다. 한마디로 기관지가 굳어지는 것이다. 한번 굳어진 기도 협착은 좀처럼 치료하기 어렵다. 천식은 굳어지기 전에 치료하는 것이 중요하다.

천식, 오래 두면 굳어진다.

천식 치료에서 주의해야 할 점은 다른 동반 질환을 함께 살펴야 한다. 알레르기 비염, 축농증, 역류성식도염 등이 동반될 수 있다. 이런 질환을 함께 치료하는 것이 중요하다. 천식은 좋아져도 기침을 계속한다면 환자의 치료에 대한 순응도가 떨어질 수밖에 없다.

속효성 기관지 확장제 흡입기는 응급시에 사용한다.
평소 가능하면 사용하지 않는 것이 좋다.

흡입기 사용이 잘못되어 오랫동안 잘못된 치료 방법으로 천식을 난치병으로 만든다. 속효성베타차단제 사용은 위급할 때만 사용해야 한다. 하지만 천식 치료의 개념을 오해하여 초기에 속효성 기관지 확장제를 먼저 사용하는 경우가 흔히 있다. (속효성 기관지 확장제 흡입기 통은 파란색 계통이다.) 속효성 기관지 확장제를 많이 사용한 사람들은 응급실 방문 횟수, 입원 횟수, 사망률이 높아진다. 천식도 중증 알레르기를 동반하거나 드문 만성호산구성폐렴, 쳐그스트라우스 증후군(Churg−Straus syndrome) 같은 면역질환이 동반되면 치료가 어렵다. 정확한 진단으로 조기 치료가 중요하다. 대부분 천식은 고질병도 불치병도 아니다. 평생 약을 먹을 필요도 없다. 잘 조절되면 약을 끊고도 생활할 수 있다. 결론적으로 대부분 천식은 치료할 수 있다.

천식이 난치성 질환이 아니라는 증거는 수없이 많다. 실제 외래를 찾는 대부분 환자는 천식이 잘 조절되고 있다. 완전 조절이 되면 약을 중단하고 생활한다. 사람은 한시도 숨을 쉬지 않고 살 수 없다. 외부환경에서 천식(호흡기)을 위협하는 물질에 쉽게 노출될 수 있다. 미세먼지, 알레르기 물질, 꽃가루, 유해가스, 바이러스 등 너무나 많고 다양한 위험인자에 노출되어 있다. 완전히 조절되어 잘 지내던 환자도 감기에 걸리면 천식이 나빠질 수 있다. 이럴 때 천식을 잘 이해한 사람들은 즉각적으로 대처하는 방법을 알고 있다. 여기까지 이해하고 실천해야 완전 조절이 가능하다. 호흡기 의사로서 천식을 앓고 있는 저자가 천식을 잘 조절하는 이유이기도 하다. 천식 치료하고 조절하는 법을 환자 스스로 이해하고 실천하는 것이 천식을 치료하는 핵심적인 방법이다.

🫁 7년 만에 천식 환자가 다시 왔다.

7년 전에 천식으로 치료받던 환자가 외래에 왔다. 갑자기 예전처럼 기침한다고 했다. 천식이 재발했을 가능성이 있다고 했더니 깜짝 놀라는 표정이다. 환자의 천식이 완치된 것이 아니냐고 묻는다. 환자는 7년 전 치료를 열심히 해서 완전히 나았고 약물도 중단했다고 한다. 실망하는 환자에게 자세하게 설명하였다. 천식은 완치되지만 감기나 알레르기 물질 등 외부적인 자극이 갑자기 많이 들어오면 재발할 수 있어 주의해야 한다. 만일 재발하면 조기 치료가 중요하다. 마치 불이 조금 났을 때 진화가 쉬운 것처럼, 천식 재발 초기에 집중적으로 치료하면 다시 완치된다. 저자는 2-3년 또는 4-5년 만에 천식치료를 다시 받으러 오는 환자를 종종 본다. 천식이 완치된 환자가 늘어나고 있다는 증거이다.

세간에는 여전히 천식을 치료하기 어려운 질환으로 생각하는 사람이 많다. 천식의 경과를 이해하지 못하고 심지어 오해하기 때문이다. 기침을 심하게 하다가 하루 10번 정도로 줄어들면 다 나았다고 치료를 중단하는 경우, 동반 질환을 같이 치료하지 않는 경우, 흡입기에 대한 효능을 불신하는 경우 등 천식의 치료를 어렵게 하는 다양한 원인이 있다. 아울러 한번 조절되었다고 영원히 좋아지는 것은 아니다. 많은 경우 감기를 앓거나 독감, 코로나19 감염, 미세먼지, 알레르기 물질 노출 등으로 완치되었던 천식이 재발할 수 있다. 천식이 재발한 초기에 스스로 조절하는 법을 알면 악화되기 전에 조기 치료가 가능하다. 아울러 건강검진 하듯 평소에 조절이 잘 될 때 병원을 방문하여 정기적인 검진을 받는 것이 좋다. 평소 건강(천식)관리를 위하여 규칙적인 방문을 하지 않고, 건강(천식)이 악화하여 방문하게 되면 질병의 치료도 어렵고, 치료에 따른 비용도 더 많이 치룬다. 건강은 건강할 때 지키는 것처럼 천식도 완전히 조절되었을 때 지켜야 한다. 완전 조절에 도달하게 되면 혹시 언제 올지 모를 악화에 대한 대처법을 익혀야 한다.

천식은 고질병도 불치병도 아니다.

🫁 천식은 오래된 질병

천식(喘息, asthma)은 오래전부터 전해지는 질병이다. 전형적으로 색색거리는 소리, 천명(喘鳴)이 있으면서 호흡곤란이 있다. 기침은 낮보다 밤에 심해졌기 때문에 신체적인 질환보다 정신적인 질환으로 여겨졌다. 현대의학에서 천식은 호흡 곤란을 일으키는 염증성 기도 폐쇄 질환이라는 정의가 내려진 것은 오래되지 않았다. 히포크라테스는 "헐떡거리다"라는 의미로 그리스어 '$\alpha\sigma\theta\mu\alpha$'를 사용하였다.

나라마다 천식의 치료는 다양하게 전해지고 있다. 고대 이집트에서 카피(Kyphi)라 불리는 향 혼합물로 치료하였다는 기록이 있다. 클로로폼을 가슴을 비비기도 하였다. 우리나라에서도 살구씨, 꿀물, 배즙, 도라지, 생강, 무즙 등 생활에서 구할 수 있는 재료로 다양한 치료법이 전해지고 있다. 한방에서도 천식은 찬바람과 자극적인 음식을 피하라고 하였다. 천식이 악화하는 이유를 관찰하여 나온 결론이다. 검증없이 전해지는 민간요법도 때로는 도움이 된다. 밤껍질과 곰발로 만든 가슴문지름법은 가슴에 가벼운 염증을 일으켜 천식을 호전시킬 수도 있겠다는 생각이 들기도 한다. 왜냐하면 천식치료의 역사를 보면 현대의학에서도 지금 생각하면 어처구니 없는 치료를 시행했기 때문이다.

현대 의학에서 중증의 조절되지 않는 천식 치료에 피부 자가이식을 시도한 적이 있었다. 원리는 간단하다. 기관지로 가는 염증세포를 자가이식한 피부로 몰리게 하는 것이다. 천식이 염증성 질환으로 염증세포가 기관지에 몰려 염증 매개 물질을 분비하기 때문이다. 인위적으로 신체의 다른 곳에 염증을 일으키면 염증세포가 일시적으로 자가이식 피부로 몰리는 것이다. 피부자가이식 치료법은 초기에 효과를 보이다가 이식된 피부가 안정되면 천식이 다시 재발하게 된다. 근본적인 치료가 아니기 때문에 새로운 균형이 잡히면 천식은 다시 발생한다. 지금은 시행하지 않는다.

[그림 14] 천식 환자 어깨에 피부이식 한 사진

같은 원리로 2010년 미국 식품안전청(FDA)에서 중증 천식 치료에 승인이 난 기관지 열성형술(thermoplasty)에 대한 효과도 여전히 논쟁 중이다. 기관지 열성형술은 초기에 악화를 경험하는 위험성이 있지만 일정 기간 악화를 예방한다. 약물이나 면역요법 등으로 치료되지 않는 난치성 중증 천식에서 시도될 수 있으나 보편화되지 않은 치료법이다. 장기간의 추적 결과는 아직 발표되지 않았다.

항체치료제 MAb(Monoclonal Antibody)의 마법, 이론과 실전의 차이

단일클론 항체치료제는 천식 치료에서 가장 주목 받고 있다. 단일클론 항체는 하나의 면역세포주에서 생산된 항체로 인체 내 항원 구조에 특이적으로 결합하는 항체이다. 항체가 염증반응을 주도하는 항원체에 결합하게 되면 항원체의 작용이 일어나지 않게 된다. 천식에서는 IgE가 높고, 천식과 관련된 인터류킨-5, 인터류킨-4, 인터류킨-13 등의 염증매개 물질이 증가하기 때문에 이를 차단하는 항체치료제는 혁신적인 치료제로 개발되었다. 단일클론 항체 치료제는 IgE수치가 높거나 알레르기 반응에 의한 호산구 백혈구가 증가한 경우 효능이 입증되어 있다. 항체치료제의 제한점은 개인적인 효능 차이가 크다는 것이다. 아울러 장기간 사용할 때 외부에서 주입되는 항체가 항원으로 작용하여 새로운 항체를 형성하여 효과가 떨어질 수 있다. 치료 약제가 고가인 것도 천식 치료의 제한점이 된다. 단일클론 항체치료제가 처음 예상했던 것보다 효과가 떨어지는 이유는 천식이 단순하지 않기 때문이다. 천식은 다양한 원인과 기전에 의하여 발생되어 천식을 진단 치료하는 전문가와 상의하는 것이 천식이라는 질병으로부터 벗어나는 지름 길이다.

눈에는 안약, 호흡기에는 흡입기

눈에 염증이 생기면 안약으로 치료한다. 안약처럼 직접 염증이 발생된 부위에 작용하는 호흡기 약물이 흡입기이다. 흡입기는 기관지에 직접 작용하여 전신으로 거의 흡수되지 않는다. 그러므로 경구로 복용하였을 때보다 전신 부작용이 현저히 적다. 기관지천식과 같은 기관지에 제한된 국소 염증 반응을 치료하는 데는 흡입기만큼 효과적인 약물이 없다. 하지만, 흡입기가 사람들에게 익숙하지 않다. 흡입하는 방법을 배워야 한다. 환자들이 흡입기를 선뜻 잘하지 못하는 이유는 또 있다. 약은 혼자 있을 때 복용할 수 있지만 대중 앞에서 흡입기를 하면 마치 중병에 걸린 듯 민망해한다. 흡입기는 환자의 호흡량과 흡입방법에 따라 효과가 달라진다.

올바른 흡입기 사용의 책임은 환자가 아니라 의사에게 있다.

흡입기를 처방하면 약국에서 약물 복용 설명서와 흡입기를 준다. 수없이 많은 약국에서 흡입기를 받지만 올바른 방법으로 시행하는 환자는 매우 드물다. 거의 없다고 해도 과언이 아니다. 약사는 환자에게 설명서를 읽어보고 하라고 한다. 흡입기를 직접 해보면 처음에는 생각보다 쉽지 않다. 저자는 흡입기를 처방한 환자에게 반드시 다음 외래 방문에서 흡입기를 갖고 오라고 설명한다. 왜냐하면 흡입기를 처방하여도 환자가 잘하지 않으면 효과가 없기 때문이다. 올바른 흡입기 사용의 책임은 환자가 아니라 의사에게 있다.

대한결핵 및 호흡기학회와 국민건강보험의 세 가지 약속

보건복지부, 대한결핵 및 호흡기학회, 대한천식 및 알레르기학회, 건강보험심사평가원, 대한약사회가 모두 천식 치료에 대한 대국민 홍보에 앞장섰다([그림 15]). 천식 증상이 있는 사람은 가능한 빨리 폐기능 검사를 하고, 약제(흡입기)를 쓰고, 정기적으로 병원을 방문하라고 홍보한다. 아직 후진국 수준에 머물러 있는 우리나라 천식 치료 상황을 개선하기 위함이다. 우리나라에서 외래를 방문하는 천식 환자의 90%가 조절이 잘 안되는 상태다.

천식 치료의 핵심은 흡입형 스테로이드제를 흡입하는 것이다. 의원급 의료기관에서 흡입기 처방률이 30% 정도밖에 되지 않는다. 처방된 경우라고 하여도 올바른 방법으로 흡입하는 환자는 더더욱 적다. 진단과정에서 가장 필수적인 폐기능 검사를 시행하지 않는다. 폐기능 검사를 시행하지 않으니 진단이 늦어지고, 치료경과도 모른다. 정부와 학회 그리고 건강보험심사평가원까지 나서서 우리나라 천식 진단과 치료를 선진국수준으로 높이려고 한 이유가 여기에 있다.

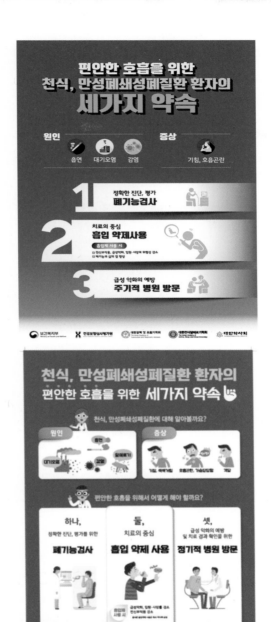

[그림 15] 천식, 만성폐쇄성폐질환 환자의 세 가지 약속(보건복지부)

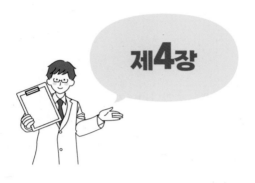

제4장

만성폐쇄성폐질환(COPD)의 오해와 이해

어제 실패했다면 내일은 다른 방법으로 시도해 볼 것

-염호기-

초고령사회에 진입한 우리나라에서 만성 호흡기 질환에 대한 오해가 질병 치료를 방해하고 있다. 최근 코로나19 확산은 호흡기 질환 치료에서 또 다른 위기를 맞고 있다. 만성질환이 있는 환자가 코로나19에 감염되었을 경우 기저질환 악화와 중증 감염으로 진행될 가능성이 매우 높았다. 한 가지 다행스러운 것은 마스크를 착용하는 것만으로 많은 호흡기 질환의 발생과 악화를 예방할 수 있었다. 하지만 만성폐쇄성폐질환 환자들은 호흡기 증상으로 인하여 마스크를 쓰기가 불편하고 어렵다고 한다. 만성폐쇄성폐질환에 대한 오해를 불식시켜서 질병을 이해하고 조기에 치료를 시작해야 한다. 만성질환도 관리하기 나름이다. 새로운 치료약제의 개발로 만성폐쇄성폐질환도 치료될 수 있는 질환이 되었다.

🫁 만성폐쇄성폐질환에 대한 오해와 이해

만성폐쇄성폐질환이 매우 드문 병이고, 불치병이라는 오해가 있다. 이러한 오해는 만성폐쇄성폐질환의 조기 진단과 치료를 방해한다. 만성폐쇄성폐질환 말기가 되면 어떤 치료를 하여도 좋아지지 않는다. 하지만 조기에 진단하고 치료한다면 호전될 수 있다. 의료진의 생각이 바뀌어야 환자의 생각이 바뀐다. 의료 현장에서 만성폐쇄성폐질환 환자를 어렵지 않게 만난다. 국제적인 지침을 권고하는 위원회(GOLD)에서도 이러한 문제를 인식하여 2006년부터 만성폐쇄성폐질환은 예방 가능하고 치료 가능한 질환이라고 선언하였다.

만성폐쇄성폐질환은 치료가능하다.

호흡기 증상이 있는 40대 이상에서 흡연력이 있다면 만성폐쇄성폐질환을 의심하여 조기 진단과 치료를 통하여 환자의 건강을 되찾아 주어야 한다. 차라리 빨리 죽는 것이 낫다고 하는 COPD환자를 보면서 조금이라도 먼저 치료했더라면 좋았을 것이라는 후회를 하지 않아야 한다.

🫁 만성폐쇄성폐질환 전형적인 사례

사람들의 오해는 질병을 바라보는 시각에서 시작된다. 만성폐쇄성폐질환 환자들은 눈에 띄게 아플 것 같다. 숨이 차고 기침과 객담이 항상 있을 것 같다. 하지만 그렇지 않다. 심각한 증상 없이 지내다가 어느 날 감기 같은 가벼운 호흡기 감염이 있고 나서 갑자기 심해진다. 만성폐쇄성폐질환도 환자 입장에서 갑자기 찾아온다. 누구나 호흡기 증상이 있으면 의심해 보아야 한다.

[표 8] 전형적인 만성폐쇄성폐질환 환자 사례

74세 남자가 호흡곤란으로 병원에 왔다. 3개월 전 감기를 앓은 후 호흡곤란이 시작되었다. 평소에 기침을 가끔 하고 소량의 객담이 있었다. 최근에 평지를 걸을 때도 호흡곤란이 악화되어 병원에 왔다. 최근에 호흡곤란이 있어 매일 하던 운동을 중단하였다. 환자는 20년간 하루 1갑 흡연하였고 30년 전 금연하였다. 폐기능 검사와 흉부 영상 촬영을 하였다. 흉부 X-선 촬영 및 고해상 단층촬영에서 중등도 이상의 폐기종이 관찰되었다.

	폐기능 검사 (정상예측치 대비)	1초 호기량%
	외래 방문에서 처음	29%
	입원 후 치료 시작 전	30%
	10일 후 퇴원 전날	42%

입원 후 호흡곤란은 호전되었다. 폐기능 검사도 호전되어 퇴원하였다. 환자는 퇴원 후 평소 하던 운동을 다시 시작하였다.

전형적인 만성폐쇄성폐질환 환자 사례이다. 흡연을 오래 하였지만 30년 전 금연을 하였기 때문에 평소에 기침, 가래가 조금 있는 것은 병이라고 생각하지 않았다. 운동하면 숨이 찼지만 나이가 들어 그럴 것으로 생각했다. 조금만 주의를 기울여 폐기능 검사를 몇 년 전에 했더라면 폐기능이 정상 예측치의 30%까지 떨어지기 전에 치료가 시작되었을 것이다.

다행히도 환자는 다시 운동을 시작할 수 있었다. 퇴원 전 폐기능이 정상 예측치의 42%였지만 이후 더 개선되었다. 이처럼 실제 많은 만성폐쇄성 폐질환 환자들이 조기에 진단과 적극적인 치료를 한다면 회복 가능하다.

폐에 구멍이 났다구요?

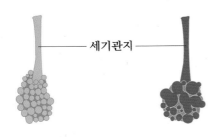

정상폐포   폐기종폐포

폐기종은 폐포라는 폐 실질이 과도하게 팽창하여 터지는 것이다. 결국, 폐포가 기낭으로 변화하여 폐기능을 소실한다. 팽창된 폐포에서 산소교환이 일어나지 않아 호흡곤란이 발생된다. 폐기종이 생긴 것을 알기 쉽게 설명하면 다음과 같다. 폐포는 기관지 끝에 달려 있다. 잘 자란 포도송이처럼 한송이에 수많은 포도가 달리듯 폐포가 달려 있다. 포도송이 같은 폐포 하나하나가 산소 교환에 참여하게 된다 그런데 폐포가 확장되어 터지게 되면 폐포의 고유 기능인 산소교환 능력이 감소된다. 폐기종을 보면 마치 폐에 구멍이 난 것처럼 보인다. 폐기종은 흡연, 유해한 입자 또는 가스에 대해 장기간 노출되어 야기된 기관지 및 폐포에 염증반응과 폐구조의 손상에 의하여 발생된다.

🫁 만성폐쇄성폐질환(COPD)이란?

질병의 이름이 너무 길다. 이해하기 어려운 이름에서 오해가 또 발생한다. 마치 치료하기 어려운 새로운 병이 생긴 것처럼 오해하게 된다. 환자들이 이해하기 어렵다고 해서 영문으로 COPD라고 불러도 좋다고 한다. COPD는 chronic obstructive pulmonary disease, 즉 번역하면 만성폐쇄성폐질환이다. COPD에는 폐기종(emphysema)과 만성기관지염(chronic bron-chitis)이 포함된다. 두 가지 질병을 포함하여 COPD라고 부르는 이유는 대부분 COPD에서 폐기종과 만성기관지염의 소견이 복합하여 나타나기 때문이다. 질병의 이름에서 만성이라는 글자가 들어 있는 것이 벌써 고질병이라는 느낌이다. 폐쇄성폐질환이라 하면 뭔가 막혔다는 것인데, 여기서 막히는 것은 기관지를 의미한다. 기관지가 오랜 기간 염증 작용으로 좁아져 막히는 것이다. 실제 폐기능 검사를 해보면 폐에서 1초간 불어 내는 폐용적(FEV1, 1초 호기량)이 정상인과 비교하여 현저히 감소된다. 폐기능이 떨어져 있는 것도 문제이지만 이러한 폐기능 저하가 오랜 기간에 걸쳐 감소되었기 때문에 치료에 반응하지 않는 것이 더 문제이다.

🫁 만성폐쇄성폐질환에 대한 치명적 오해

만성폐쇄성폐질환에 대한 여러 가지 오해가 있지만 가장 치명적인 오해는 불치병이라는 것이다. 오랫동안 만성폐쇄성폐질환은 불치의 병이라고 알려져 있었다. 기본적인 진단적 검사는 폐기능검사이다. 폐기능 검사에서 비가역적 기관지 확장이라는 말이 사람들을 더 비관적으로 생각하게 만든다. 폐기능검사에서 기관지 확장제 반응이 없는 것이 진단기준에 포함된다. 의과대학에서 의학을 처음 배우는 과정에서도 기도의 비가역적 폐쇄는 기관지 천식과 다른 특징이라고 배운다.

폐기능 검사에서 비가역적 폐쇄라는 의미가 치료되지 않는다는 의미는 아니다.

비가역적 폐쇄라는 의미는 더 이상 좋아지지 않는다는 의미로 치명적인 오해를 부른다. COPD의 진단과 치료에 관한 국제적인 지침을 제정하는 위원회(GOLD, The Global Initiative for Chronic Obstructive Lung Disease), a project initiated by the National Heart, Lung, and Blood Institute(NHLBI) and the World Health Organization(WHO) 정의에 따르면, 2002년까지 COPD를 비가역적(irreversible) 진행성(progressive) 폐질환이라고 정의했다. 이러한 이유로 인하여 많은 의사뿐만 아니라 대부분 환자의 마음에 만성폐쇄성폐질환은 불치병이라는 잘못된 믿음을 갖고 있다. 심지어 어떤 의사들은 COPD의 질병 위험을 강조하기 위하여 암보다 위험한 COPD라고 한다.

2006년부터 GOLD 국제위원회 정의에 따르면 COPD는 예방 가능하고(preventable), 치료 가능한(treatable) 질환으로 정의하고 있다. 또한 단순히 폐에 국한된 질환이 아니라 골다공증, 근감소증, 심혈관질환, 우울증, 폐암 등 전신에 영향을 미치는 질환이다. 결론적으로 지금까지 오해와는 달리 COPD는 예방 가능하고, 치료 가능한 질환이다. 지속적인 호흡기 증상과 기류 제한을 특징으로 한다.

🫁 만성폐쇄성폐질환(COPD)은 흔한 질환인가?

만성폐쇄성폐질환은 흔한 질환이다. 국내에서 만성폐쇄성폐질환의 유병률은 40세 이상에서 13.4%이다. 나이가 들수록 유병률은 증가한다. 65세 이상 남자의 약 50%에서 폐기능이 감소되기 때문에 고령자에게 흔하게 발생된다. 만성폐쇄성폐질환은 흔한 질환일 뿐만 아니라 세계적으로 사망원인 3위에 해당하는 질환이다. 국내에서 COPD에 대한 인식도가 낮아 조기에 진단되지 못하여 치료시기를 놓치는 경우가 많다.

🫁 만성폐쇄성폐질환(COPD)의 진단은?

나이가 40세 이상이고 흡연력이 있으면서 기침, 가래 등 호흡기 증상이 있다면 COPD를 의심할 수 있다. 이런 경우 폐기능검사와 흉부 X-선 검사를 통하여 어렵지 않게 진단할 수 있다. COPD가 진행하게 되면 호흡곤란과 악화를 반복하는 특징이 있다. 만성폐쇄성폐질환으로 진단 후 호흡기 증상, 폐기능 및 연간 악화 횟수로 중증도를 평가한다.

🫁 만성폐쇄성폐질환(COPD)은 천식과 다른 질환인가?

만성폐쇄성폐질환은 천식과 다른 질환이다. 두 질환의 차이점은 [표 9]에 정리하였다. 두 질환의 호흡기 증상은 비슷하지만 중요한 것은 천식 환자의 경우 흡연력이 거의 없다. 아울러 천식의 경우 악화되었을 경우를 제외하면 폐기능이 거의 정상이다.

[표 9] 만성폐쇄성폐질환과 천식의 차이

구분	만성폐쇄성폐질환	천식
발병시기	주로 40세 이후	어린 나이
흡연관련	담배를 많이 핀 사람	비흡연자 또는 소량흡연자
증상	서서히 진행	간헐적, 발작적
기침	이른 아침에 증상	주로 밤에 악화
호흡곤란	자주 동반	천식 일어날 때만
천명(쌕쌕 소리)	자주 동반	증상 나타날 때만
기도 폐쇄	비가역적	가역적 (천식 증상 일어날 때만)

만성폐쇄성폐질환의 치료는 가능하다.

만성폐쇄성폐질환의 치료에서 가장 중요한 것은 금연이다. 우선 금연을 하고 약물치료, 호흡재활치료 등을 해야 한다. 치료에 성공한 만성폐쇄성폐질환 사례를 소개한다. 비교적 조기에 진단되어 치료가 가능하였다. 환자의 증상도 거의 없어졌다. 비가역적이라는 말이 무색하게 폐기능검사 결과가 현저히 호전되었다. 최근에 개발된 여러 가지 약제로 인하여 COPD가 치료 가능한 질환으로 변화된 것을 실감케 된 사례이다. 호흡기 내과에서는 성공적으로 치료한 COPD 사례를 어렵지 않게 경험할 수 있다.

[표 10] 치료가능한 만성폐쇄성폐질환 사례

61세 남자가 기침 감기 후 호흡곤란으로 병원에 방문하였다. 환자는 하루 1갑씩 40년 동안 흡연하였다. 흉부영상검사 및 폐기능검사를 실시하였다. COPD로 진단되어 속효성기관지확장제와 더불어 흡입형 스테로이드 및 지속성 기관지확장제 복합제와 항콜린제를 투여하였다. 흉부영상검사에서 중등도의 폐기종이 관찰되었다. 폐기능 검사의 변화는 아래와 같다.

	폐기능 검사(정상예측치 대비)	1초 호기량%
	외래 방문에서 진단	62%
	치료 시작 1개월 후	72%
	치료 시작 10개월 후	83%

치료를 시작한 이후 호흡곤란은 개선되었다. 폐기능 검사도 점점 개선되어 정상예측치의 83%(FEV, 기준)으로 거의 정상 범주에 들어가게 되었다. 10개월 후 환자는 완치되었다는 느낌을 받았다.

국내에서 만성폐쇄성폐질환의 치료는 대한결핵 및 호흡기학회에서 발행한 지침에 따른다. 환자의 중등도에 따라 초기에는 속효성 기관지확장제를 사용하고 이후 지속성 기관지확장제, 지속성 항콜린제, 흡입형 스테로이드제 등을 복합적으로 권고하고 있다[표 11].

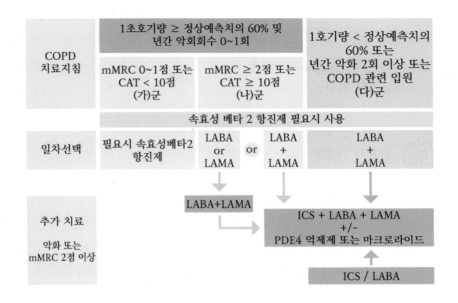

COPD 치료지침	1초호기량 ≥ 정상예측치의 60% 및 년간 악회수 0~1회		1호기량 < 정상예측치의 60% 또는 년간 악화 2회 이상 또는 COPD 관련 입원 (다)군
	mMRC 0~1점 또는 CAT < 10점 (가)군	mMRC ≥ 2점 또는 CAT ≥ 10점 (나)군	
일차선택	속효성 베타 2 항진제 필요시 사용		
	필요시 속효성베타2 항진제	LABA or or LAMA	LABA + LAMA	LABA + LAMA
추가 치료 악화 또는 mMRC 2점 이상		LABA+LAMA	ICS + LABA + LAMA +/- PDE4 억제제 또는 마크로라이드 ICS / LABA

LABA: 지속성 베타 2항진제   LAMA: 지속성 무스카린 길항제
SABA: 속효성 베타2 항진제   ICS: 흡입형 스테로이드제

[표 11] 안정시 COPD의 약물 단계 치료
(대한결핵 및 호흡기학회 만성폐쇄성폐질환 진료지침, 2018)

만성폐쇄성폐질환을 치료하는 경이로운 약은 없다?

만성폐쇄성폐질환을 완치시킬 수 있는 경이로운 약은 없다. 폐에 구멍이 나는 것처럼 구조적인 변화가 초래되었기 때문이다. 하지만 환자의 증상을 조절하고 폐기능을 향상시켜 질병을 호전시키는 약제는 많이 개발되어 있다. 사람마다 약물에 대한 선호도와 반응이 다르다. 환자 개개인에게 맞는 적절한 약제를 찾는 것이 중요하다. 약물을 시도해 보지 않고 짐작만으로 알 수 없다. 적절한 약제를 찾는 것은 담당 의사가 할 일이다. 환자는 약물에 대한 사용법에 대하여 설명을 듣고 약물을 철저하게 복용한 다음 약물에 대한 효과와 반응을 담당의사에게 설명하면 된다. 담당 의사와 함께 상의하고 노력한다면 만성폐쇄성폐질환도 치료할 수 있다.

호흡기 약물은 어떤 것이 있나?

만성 호흡기 질환 치료에 여러 가지 약물이 사용된다. 자신이 복용하고 있는 약물의 이름을 아는 것은 질병을 치료하려는 의지의 표현이다. 무슨 약을 먹고 있는지도 모른다면 어떻게 치료될지 모르는 것과 같다. 이번에 치료되었다면 치료된 약물을 기억하는 것이 중요하다. 만일 재발한다면 지난번 치료제를 기억하여 의사와 상담하는 것이 치료 확률을 높인다. 질병이 재발생할 가능성을 인지하고, 재발하였을 때 대처 방법을 미리 배우는 지혜가 필요하다.

만성폐쇄성폐질환을 치료하는 약물은 다양하다. 첫째, 기관지 확장제이다. 호흡기 질환은 숨을 들여 마시는 기도가 좁아지는 질환과 폐 실질 자체의 기능이 소실되는 질환으로 나뉠 수 있다. 천식이나 만성폐쇄성폐질환으로 대표되는 만성 기도 질환은 기도에 염증이 생겨 기도가 좁아진다. 기도가 좁아지면 외부의 공기가 기도(기관지)를 통과하기 어렵다. 이럴 때 기관지 확장제를 사용하면 더 많은 공기를 호흡할 수 있다. 기관지 확장제는 먹는 알약과 피부에 붙이는 접착형 및 호흡으로 흡입하는 흡입제 등 다양한 형태로 개발되어 있다.

두 번째, 진해거담제가 있다. 호흡기 질환은 기침과 객담이 가장 흔한 증상이다. 그러므로 객담만 없으면 좋겠다고 호소하는 사람이 많다. 객담은 호흡기 점막에서 분비되는 점액이다. 기침도 그렇지만 객담도 원래 목적은 염증이 발생된 기관지를 보호하기 위한 작용이다. 정상적으로도 일정하게 점액이 분비된다. 질병이 생기면 과도한 염증반응이 일어나기 때문에 점액이 지나치게 나오는 것이 문제이다. 기관지 점막은 미세한 섬모들이 점액과 함께 외부에서 들어온 먼지들을 신체 밖으로 밀어내는 섬모운동을 하고 있다. 섬모들이 잘 움직이려면 적당한 점액이 있어야 한다. 과도한 점액 분비는 점액을 뭉치게 만들고 끈적거려 섬모운동을 방해한다. 진해 거담제는 이러한 점액을 묽게 하여 섬모운동을 도와 점액(객담)을 쉽게 배출하게 한다. 기본적으로 수분(물) 섭취를 평소보다 많이 하면 객담의 농도가 묽어진다. 따뜻한 차나 오렌지 주스 등 어떤 형태의 수분이라도 도움이 된다. 호흡기 감염이나 감기에 걸리면 미열이 날 수 있어 탈수되기 쉽다. 수분 섭취는 호흡기 점막의 정상적인 기능을 유지하는데 필수적이다.

셋째, 항생제가 필요할 때가 있다. 항생제는 세균감염 치료에 사용된다. 세균감염이 의심되면 의사와 상의하여 처방받아야 한다. 항생제는 증상이 호전되어도 중단하지 말고 세균이 완전히 박멸할 때까지 처방 기간을 지켜야 한다. 그래야 내성균이 생기지 않는다.

넷째, 부신피질호르몬제(스테로이드, Steroid)를 사용할 수 있다. 스테로이드는 기도의 염증을 줄인다. 염증으로 인한 점액 분비와 기관지 협착을 줄여주어 호흡 기능을 개선한다. 스테로이드를 복용하면 단기적으로 식욕이 좋아지고 전신에 힘이 생기는 느낌이 발생된다. 하지만 장기적으로 사용하게 되면 감염위험, 위궤양, 골다공증, 비만, 부신 기능 저하 등 다양한 부작용이 있다. 장기간 사용하다가 갑자기 중단하면 금단증상이 생길 수 있다. 반드시 의사의 지시에 따라 처방받고 또 중단해야 한다.

다섯째, 예방접종을 권고한다. 독감이나 폐렴이 동반되면 호흡기 질환이 악화된다. 그러므로 미리 독감 및 폐렴 예방접종을 하는 것을 권고한다.

산소는 독인가? 가능한 흡입하지 않는 것이 좋은가?

눈이 나쁘면 콘택트 렌즈나 안경을 착용한다. 귀가 잘 들리지 않으면 보청기를 사용한다. 이런 논리로 생각하면 폐가 나쁘면 산소를 사용해야 한다. 폐의 가장 중요한 기능은 공기 중 산소를 혈액 속으로 전달하는 것이다. 우리 몸은 한시도 산소 없이는 살 수가 없기 때문이다. 폐의 기능이 떨어지면 안경이나 보청기처럼 산소의 도움이 필요하다. 아주 간단한 원리다.

산소가 몸에 나쁘다는 말이 있다. 산소에 독성이 있다고도 한다. 이것은 반은 맞고 반은 틀린 말이다. 첫 번째 틀린 말은 만성 호흡기 환자가 저용량(분당 3L 이하, 산소비 0.32 또는 32%) 산소를 장기간 사용하여도 부작용이 없을 뿐만 아니라 만성폐쇄성폐질환 등 만성호흡기질환 환자의 장기 생존률, 삶의 질, 운동능력을 개선시킨다. 두 번째 맞는 말은 급성호흡부전과 같이 인공호흡기를 사용하여 고용량 산소 투여는 폐손상을 일으킬 수 있다. 급성호흡부전이 심해 어쩔 수 없이 고용량 산소를 투여할 수밖에 없지만 흡입 산소비가 0.6(60%)을 넘어서면 폐손상이 발생될 수 있다. 장기간 고용량 산소 투여로 폐손상이 일어나면 폐 섬유화가 진행된다. 결국 좋지 못한 결과로 이어진다. 하지만, 이런 현상은 일반 저용량 산소 투여로 일어나는 일이 아니기 때문에 가정산소요법으로 투여하는 가정용 저용량 산소 투여를 두려워할 필요는 없다.

산소 투여는 중증의 환자에게만 하는 것이라는 인식이 있다. 어떤 사람들은 산소를 마치 인공호흡기라고 생각하여 거부하기도 한다. 주변의 시선 때문에 싫어하는 사람도 있다. 시력이 저하되어 안경을 착용하듯 폐기능이 저하되면 산소 투여를 할 수 있다. COPD 환자가 집, 병원, 산책, 운동시 언제나 필요하다면 산소를 사용하는 것이 호흡기 건강을 유지하는 비결이다. 호흡기 기능이 저하된 경우 산소 투여는 근력 회복에 도움을 주어 조금 더 활기찬 생활을 보장한다. 갖고 다닐 수 있는 이동식 산소 용기가 발달하여 있으니 의사와 상의하는 것이 좋다. 산소는 중병에 걸린 사람만 하는 것이 아니다. 주치의가 산소를 처방한다면 먹는 약처럼 주저하지 말고 하는 것이 좋다.

산소는 중독되는가?

산소를 많이 하면 좋지 않다는 미신이 있어 치료자를 곤란하게 하는 경우가 있다. 마약처럼 산소에 중독된다고 믿는 사람도 있다. 병원에서 산소를 마시게 되면 왠지 심각한 병에 걸린 것 같다. 인체는 급격한 변화에 적응하기 어렵다. 일시적으로 산소 투여는 건강회복을 도운다. 한번 산소를 마시게 되면 계속 산소 없이 살 수 없게 될 것 같은 두려움 때문에 산소치료를 거부하는 사람이 있다. 산소 중독을 걱정하는 것이다. 산소는 대부분 생명체가 살아가는데 절대적이라고 할 수 있다. 사람도 마찬가지로 산소 없이는 단 1초도 살 수가 없다. 호흡기 질환이 있는 사람은 폐에서 산소를 충분히 받을 수 없으니 보조적인 산소투여가 필요하다. 중독이라는 개념으로 보면 사람은 이미 산소 없이 살 수 없으니 출생 전부터 산소에 중독되어 있다. 그러니 산소 중독이라는 말은 옳지 않다.

사람들은 대기 중에 있는 산소와 의료용 산소는 다르다고 생각한다. 산소는 다르지는 않다. 대기 중에는 산소 20%, 질소 80% 정도 포함되어 있다. 의료용 산소는 투여량에 따라 대기와 희석이 되어 흡입 산소 비율이 높아진다. 의료용 산소는 의료 기기를 사용해서 일정량의 산소가 투여되도록 설계가 되어 있어 안전하다.

공기 파는 세상, 산소가 피로 회복에 좋은가?

백화점에서 스프레이식 공기와 캔에 든 산소를 판매하고 있다. 지리산 공기도 판매된다. 산소가 피로 회복에 좋은지 물어보는 사람이 많다. 미식축구 선수들이 과도한 운동을 하고 잠시 쉬는 시간에 회복을 빨리하기 위하여 산소를 한다. 극한의 운동을 하면 근육에 산소가 충분히 공급되지 못해 무산소운동이 되어 근육에 젖산이 쌓인다. 산소 공급이 부족한 상황에서 산소 흡입은 근력 회복에 도움이 될 수 있다. 인체는 산소를 쓰는 대사에서 더 많은 칼로리를 만들어 낸다. 산소는 일시적으로 근력회복과 더 많은 에너지 생산에 도움이 될 수 있다.

산소는 의약품이고 엄격한 기준에 따라 유통이 된다. 이동식 산소통과 달리 캔에 넣어 스프레이식으로 제공되는 것은 분당 2L 정도로 약 5-10분 정도 산소를 공급해 줄 수 있다. 호흡기 질병에서는 장기적인 산소 공급이 중요하다. 단 몇 분 산소를 마신다고 크게 호흡기 상태가 달라지지 않는다. 호흡기 환자가 산소캔을 사용할 때는 주의해야 한다. 산소캔은 배출량이나 흡입량을 조절하기 어렵다. 산소를 많이 해도 호흡기 질환이 악화될 수 있기 때문이다. 어떤 제품은 추가적인 산소 없이 맑은 공기가 압축되어 있는 경우도 있다.

산소도 일종의 약물이다. 호흡기 질병이 생겨 몸에 산소가 부족한 경우, 약간의 산소만 공급하게 되면 우리 몸을 건강하게 유지할 수 있다. 인체에 산소가 부족하면 외부에서 부족한 만큼 산소를 공급하는 개념이다. 질병의 상태가 호전되어 산소가 필요 없으면 중단한다. 산소를 잘 사용하면 약처럼 건강에 도움을 줄 수 있다. 산소를 흡입하는 것을 너무 겁내지 말고 또한 무작정 산소를 하지도 말고 담당 의사와 상의하여 하는 것이 중요하다.

산소에 대한 잘못된 믿음

다음 질문을 통하여 산소에 대한 잘못된 믿음(미신)을 확인해 보자. 산소에 대하여 정확히 알고 있는지 점검해볼 수 있다. 정답을 알아보고 산소에 대한 상식을 정확히 알아 주위 친지나 환자들에게 도움을 줄 수 있다.

Q. 산소에 대한 상식퀴즈

Q1. 산소를 오래하면 중독(끊지 못하는 것) 된다. (예 / 아니오)

Q2. 한 번 산소를 하게 되면 영원히 해야 한다. (예 / 아니오)

Q3. 흡입하는 산소는 많을수록 (많이 할수록) 좋다. (예 / 아니오)

Q4. 의료용 산소는 일종의 약물이다. (예 / 아니오)

Q5. 숨이 찬 것은 몸에 산소가 부족한 것이다. 숨이 차면 원인과 상관없이 무조건 산소를 해야 한다. (예 / 아니오)

Q6. 산소가 필요할 때는 100% 순수한 산소로 호흡하는 것이 좋다. (예 / 아니오)

Q7. 산소를 하는 환자는 집이나 병원에서만 생활해야 한다. (예 / 아니오)

Q8. 대기중의 산소와 의료용 산소는 다르다. (예 / 아니오)

Q9. 대기중 산소가 차지하는 비율은 약 20%이다. (예 / 아니오)

Q10. 높은 산이나 고공 비행중에 공기중 산소가 차지하는 비율은 낮아진다. (예 / 아니오)

이상의 질문에 대하여 9-10가지가 맞은 분은 산소에 대한 상식이 풍부한 분이다. 주위의 환자나 친지에 대하여 산소에 대한 미신을 깨우쳐 주시고, 7-8문항이 맞으신 분은 산소에 대한 상식이 우수한 분이다. 6문항 이하로 정답을 맞추신 분은 산소에 대하여 상식을 재충전 하실 필요가 있다.

정답은 10번부터 역순으로(10=아니오, 9=예, 8=아니오, 7=아니오, 6=아니오, 5=아니오, 4=예, 3=아니오, 2=아니오, 1=아니오) 기술하였다.

산소에 대한 상식퀴즈에 대한 해설은 다음과 같다. 산소는 인체에 필수적이라는 것은 분명하다. 하지만 산소는 중독되지 않는다. 인체에 산소가 부족하면 외부에서 부족한 만큼 산소를 공급하게 되고 상태가 호전되어 산소가 필요 없으면 끊으면 된다. 산소는 마약처럼 중독성이 없다. 산소는 인체에 꼭 필요한 일종의 약물이다. 어떤 약도 적당한 양을 복용해야 약이 되지 과량 섭취하게 되면 약이 아니라 독이 된다. 그래서 무조건 100% 산소가 좋은 것은 아니다. 담당 의사의 지시대로 적당량의 산소를 흡입하는 것이 좋다.

숨이 차다고 모두 산소가 부족하다고 할 수는 없다. 산소를 흡입하는 폐의 이상이 없이도 기도가 좁아지거나 심장이 좋지 않아도 숨이 찰 수 있다. 빈혈이 있어 숨이 차다면 원인이 되는 빈혈을 교정해야 한다. 산소를 하게 되면 행동 제약을 받는 것은 사실이다. 산소를 하면서 외출은 물론 골프 같은 가벼운 운동도 할 수 있다. 대기 중 산소가 차지하는 비율은 약 20.95% 정도이다. 고산이나 고공 비행기에서 이러한 비율은 변하지 않으나 대기압 자체가 낮아져 산소분압이 떨어진다. 고산지에서 대기압이 떨어지면 기압 차이로 산소가 적게 들어와 사람에게 산소 부족 현상이 일어나게 된다. 산소가 몸에 해롭다는 잘못된 의학상식을 깨우쳐 산소도 일종의 약물처럼 적절하게 사용하면 매우 유용하다는 것을 알아야 한다.

만성폐쇄성폐질환의 호흡 재활과 호흡법

만성폐쇄성폐질환이 장기화하면 폐기능이 줄어들고 호흡곤란이 생긴다. 만성폐쇄성폐질환은 호흡기에 국한된 질환이 아니라 전신에 영향을 미치는 질환이다. 가장 큰 특징은 신체활동과 운동의 부족으로 근력이 감소된다. 근력이 감소되면 신체의 여러 가지 기능이 줄어든다. 운동능력과 호흡능력이 악순환의 고리처럼 점점 악화한다. 숨이 찬 경우라도 규칙적으로 가벼운 운동을 하는 것이 좋다. 근력이 감소하면 건강 감각이 줄어들어 질병을 악화시킨다.

만성폐쇄성폐질환 환자에게 몸에 맞는 가벼운 운동과 호흡법이 중요하다. 입술을 오므린 호흡법을 소개한다.

① 코로 천천히 공기를 들여 마신다.
② 최대한 들여 마시고 마지막에 3초간 숨을 멈춘다.
③ 촛불을 끌 때처럼 입술을 동그랗게 오므리고 천천히 최대한 길게 내 쉰다. (가능한 공기를 폐에 오래 머물게 한다.)
④ 숨을 내쉬는 시간이 들여 마시는 시간보다 두세 배 길게 내 쉰다.
⑤ 숨을 쉬는 동안 복식호흡(횡격막 호흡)을 한다.
⑥ 심호흡과 가벼운 기침을 한두 번 한다. (폐허탈을 예방한다.)

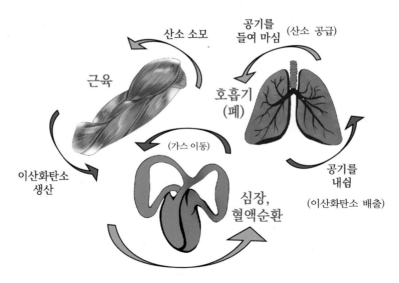

산소 소모

공기를
들여 마심 (산소 공급)

근육

호흡기
(폐)

(가스 이동)

이산화탄소
생산

공기를
내쉼

심장,
혈액순환

(이산화탄소 배출)

[그림 16] 만성폐쇄성폐질환의 전신에 미치는 영향

호흡 재활요법이란?

호흡기 기능이 저하되어 호흡곤란이 있으면 이를 극복하는 방법을 배워야 한다. 호흡자가조절법은 숨가쁨을 극복하고 편안한 상태를 유지하게 도와준다. 가볍게 운동하는 법도 배울 수 있다. 앞서 사례처럼 평소 하던 운동을 계속할 수도 있다.

호흡 자가조절법은 첫째, 숨이 찰 때 휘파람을 분다. 만성폐쇄성폐질환 환자들은 가끔 숨이 멈추는 느낌이 들 때가 있다. 계단을 오를 때 숨이 차서 멈추어야 할 때도 있다. 이때 많은 환자는 당황한다. 초조해져서 호흡을 더 빨리한다. 그러면 실제 폐 깊숙이 호흡이 일어나지 않게 되어 호흡 효율이 떨어지는 불량한 호흡이 된다. 이럴 때 당황하지 말고 다음 단계를 지켜 호흡해야 한다. 폐에 더 많은 신선한 공기를 들여 마시기 위하여 자가호흡조절법을 소개한다.

호흡 자가조절법
1) 이완: 목과 어깨를 떨어 뜨린다.
2) 천천히 심호흡: 아주 천천히 호흡한다. (천천히 최대한으로 숨을 들여 마신다.)
3) 휘파람 불기: 휘파람을 부는 자세로 입을 모아서 천천히 숨을 내쉰다.
4) 이완 반복: 몸 안의 나쁜 공기를 빼기 위하여 목과 어깨 근육을 이완시킨다.

호흡자가 조절법을 2-3회 실시한다. 휘파람을 부는 듯 숨을 천천히 여러 번 내쉰 후 어지러운 증상이 올 수 있다. 이럴 때는 잠시 안정하면서 쉬는 것이 좋다. 누구나 과호흡을 하게 되면 저이산화탄소혈증이 생겨 순간 어지러움을 느낄 수 있다.

'호흡자가조절법'은 매일 같이 여러 번 습관처럼 시행하는 것이 좋다. 특히 운동하기 전과 운동 후에 하는 것이 좋다. 계단을 오르고 난 뒤 하는 것보다 계단을 오르기 전에 미리 '호흡자가조절법'을 하면 호흡 조절에 더 효과적이다. 숨이 차기 전에 미리 '호흡자가조절법'을 하게 되면 숨이 차지 않게 된다. 운동능력도 증가된다.

🫁 만성폐쇄성폐질환 환자를 위한 식이요법

만성폐쇄성폐질환 환자의 경우 산소와 이산화탄소의 가스 교환이 불량하여 혈액 순환에 영향을 미친다. 산소 소모량이 줄어 근력이 위축된다. 가능한 식사를 적은 양으로 자주 한다. 변비가 생기지 않도록 식단을 조절해야 한다. 영양분을 골고루 섭취해야 한다. 가능한 탄수화물의 비율을 줄이고 고단백 고지방 식사를 권장한다. 충분한 수분 섭취가 도움이 된다.

골다공증보다 근감소증이 더 문제다.
고영양식과 규칙적인 운동이 답이다.

만성폐쇄성폐질환자들은 대부분 체형이 말랐다. 만성적인 기침, 가래, 호흡곤란 등으로 활동량이 줄고 식사를 잘 하지 못하기 때문이다. 이러한 현상은 악순환하여 점점 체중이 빠진다. 체중이 줄어 근력이 줄고, 근력이 줄어 위축이 되고, 식사가 줄고 또 체중이 빠진다. 결국 호흡하는 근육도 줄어 호흡곤란이 더 악화된다. 먹고 죽은 귀신이 때깔도 곱다는 말처럼 만성폐쇄성폐질환 환자들은 더 잘 먹어야 한다. 식사가 최고의 약이다.

🫁 코로나19 감염병 이후 첫 번째 대책

코로나19 대유행의 끝을 지나가고 있다. 코로나가 남긴 교훈을 점검하고 다가올 새로운 감염병에 대비해야 한다. 그러기에 에너지가 방출된 느낌이다. 코로나로 인한 충격이 너무 강하여 사회가 회복의 기미를 보이지 않는다. 코로나 충격이 아직 커다란 영향을 미치고 있다.

그런 와중에 갑자기 마스크를 벗었다. 코로나 3년 동안 마스크를 착용하여 코로나 예방은 할 수 있었다. 반대로 지난 3년간 감기 바이러스 등에 노출이 되지 않아 면역력이 약해졌을 가능성이 있다. 코로나로 인하여 신체활동도 줄었다. 신체활동의 감소도 호흡기에는 좋지 못한 영향을 미친다. 게

다가 올봄에 닥쳐온 미세먼지와 꽃가루는 역대급이다. 봄철에 마스크를 벗고 활동을 시작하여 병원균, 미세먼지, 꽃가루 등에 노출이 증가하였다. 최근 병원에 호흡기 환자가 병원마다 문전성시를 이루고 있다. 일반 감염병과 알레르기 질환이 급증하였다. 코로나19 감염병만큼 심각한 상황이 나타나고 있다.

호흡기질환 환자의 증가는 매우 다양하게 나타난다. 가벼운 감기처럼 목이 아프고 기침, 가래가 있거나 열이 난다. 가벼운 감기 같지만 의외로 폐렴이 심하게 걸리는 경우도 흔하다. 코로나가 아닌지 걱정되어 코로나 검사 및 인플루엔자 검사를 해도 모두 음성이다. 만성 호흡기질환이나 기저질환이 있는 분들은 가벼운 감염성 질환에도 악화하여 중환자실로 입원한다. 예전보다 증세가 심하여 고농도 산초 치료와 인공호흡기를 하게 된다. 기저질환이 있는 경우 나빠지기는 쉬워도 다시 좋아지기는 어렵다.

감별진단과 호흡기 감염의 원인을 찾기 위하여 여러 가지 객담검사, 바이러스, 세균 검사등을 시행한다. 특별한 원인을 찾을 수 없다. 흔히 보는 폐렴균과 바이러스 감염이다. 소위 일반 감염이 증가했다. 통상적인 감염임에도 불구하고 증세가 심하다. 정확한 이유는 알 수 없다. 지난 3년간 마스크를 쓰고 다니면서 세균, 바이러스에 노출이 되지 않아 면역력이 떨어졌을 것으로 추정된다. 마스크를 벗으니 감염이 쉽게 되고 또 쉽게 악화한다. 코로나 유행 3년 동안 집 밖을 나가지 않았다는 사람, 친구나 모임에 한 번도 나가지 않은 사람, 백신이 무서워 한 번도 맞지 않았다는 사람, 기저질환이나 만성 호흡기질환이 있는 사람들은 이런 시기를 잘 넘겨야 한다. 이제는 코로나19 감염보다 일반감염, 즉 감기를 조심해야 한다. 중증의 호흡기 감염성 질환은 가벼운 감기에서부터 시작되는 경우가 흔하기 때문이다.

21세기 인류를 강타한 코로나는 인류에게 커다란 교훈을 남겼다. 가장 먼저 감염병을 완전히 종식될 수 있다는 개념도 수정해야 한다. 왜냐하면 코로나는 여전히 우리 주변을 맴돌고 있기 때문이다. 그럼에도 불구하고 우리는 또 다른 코로나 감염 같은 감염병이 유행을 걱정한다. 가족이나 성행위 등 밀접 접촉으로 감염되는 원숭이 두창 환자가 생겨도 자라 보고 놀란 가슴 솥뚜껑 보고 놀라는 것처럼 민감하게 반응한다. 감염병의 역사를 보면, 지역 토착형 감염병이 전 세계로 확산할 수도 있다. 코로나19 바이러스나 인플루엔자 바이러스와 같이 변이종이 생겨 대유행이 다시 시작될 수도 있다. 인류에게 감염병 유행은 심리적으로 커다란 충격으로 남는다.

호흡기 감염을 예방하려면 첫째, 생활에서 여유를 가져야 한다. 감염을 예방하는 습관이 중요하다. 호흡기 감염에 취약하다면, 다중이 모인 장소에서 마스크를 착용하는 것이 좋다. 아울러 손위생은 선택이 아니라 필수이다. 사람을 만나거나 외출시에 반드시 손을 씻어야 한다. 규칙적인 식사(영양)와 적당한 운동과 휴식이 감염병에 저항하는 면역력을 높인다. 그래도 감기에 걸려 증상이 있으면 첫째, 쉬는 것이다. 하루 이틀 감기약을 먹고 호전되는지 관찰한다. 만일 2~3일이 지나도 호전되지 않으면 가까운 의원에 가서 다른 질병이 아닌지 확인이 필요하다.

코로나 19 감염병 대유행 이후 첫 번째 대책은 새로운 감염병 유행보다 감기와 같은 호흡기 질환에 대한 대책이 먼저이다. 가벼운 감기를 조심해서 다루는 것이 호흡기 건강 유지의 첫 번째 대책이다.

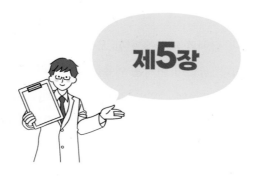

제5장

폐암과 흡연으로부터 살아남기

우리가 뭘 몰라서 곤경에 빠지는 것이 아니라,
확실히 알고 있다면 곤경에 빠지지 않으리라는 착각 때문에
곤경에 빠지는 것이다.
-마크 트웨인-

아직도 백해무익한 담배를 피우는 사람이 많다. 특히 여성에게서 흡연율이 점점 증가한다. 담배와 폐암에 관한 오해 때문이다. 첫 번째 오해는 금연은 어렵다는 것이다. 금연이 어려운 이유는 흡연하려는 핑계일 뿐이다. 금연하려는 마음이 없기 때문에 금연을 어렵다고 단정하는 것이다. 그래야 계속 담배를 피워도 위안이 된다. 금연은 지금 당장 담배와 라이터를 버리고 금연을 선언하는 것으로 성공이다. 그냥 하면 된다. 매우 쉽다. 금단증상이나 습관 때문에 다시 담배를 다시 피우는 것은 조금만 주의하면 된다. (담배 끊을 마음만 있다면.)

두 번째 오해는 흡연을 오래 해야만 폐암이 생긴다는 것이다. 당연히 오래 흡연하면 폐암이 더 잘 생긴다. 흡연을 오래하지 않아도 담배는 자신과 가족들의 폐암 발생을 증가시킨다. 여성에게 흡연 없이도 폐암이 생긴다. 유전자변이와 주방환경, 미세먼지, 실내공기오염 등 다양한 폐암 원인이 있다. 여기에 흡연을 하면 매일 미세먼지 나쁨의 공기를 마시고 사는 것과 같다.

담배를 끊지는 못하고 줄이면 안 될까요?

물론이다. 담배를 줄이는 것은 별로 의미가 없다. 담배를 끊기 가장 좋은 날은 오늘이다. 이제 끊을 때가 되었다. 예전에는 한 갑씩 피워도 괜찮았다. 하지만 담배를 오래 핀 사람의 경우 이제는 한두 개피만 피워도 예전의 한 갑과 유사하게 영향을 미친다. 왜냐하면 그만큼 오랫동안 흡연을 하여 폐의 내성이 약해졌기 때문이다.

아직은 폐기능이 정상이다. 하지만 정밀검사를 해보면 폐 일부에서 폐의 폐포 꽈리가 터지는 소견이 관찰된다. 이러한 현상이 서서히 진행해서 폐기능이 나빠지는 것을 예고할 수 있다면 좋겠지만 만성폐쇄성폐질환은 자기도 모르게 어느 날 갑자기 숨이 찬 증세로 나타난다. 흡연하는 환자들에게 폐기능이 갑자기 나빠지는 것을 그림으로 설명을 한다[그림 17]. 담배는 폐기종(폐가 터져서 없어지는 현상) 현상을 유발하는 주범이다. 그림에서 보듯이 초기에 한두 개 정도 폐기종이 나타나는 것을 물을 끓일 때와 비교하여 설명한다. 물은 100℃가 되어야 와글와글 끓는다. 하지만 70−80℃ 정도라도 공기 방울이 한두 방울 올라온다. 그러다가 90℃ 이상이 되면 여기저기 가릴 것 없이 공기방울이 생긴다. 흡연에 의한 폐에 미치는 영향도 이와 같다. 폐기종이 한두 개 생기다가 어느 순간에 온도가 올라가면 여기저기에서 마구 생긴다. 이 때는 걷잡을 수 없이 폐기종이 생기기 때문에 갑자기 폐기능이 악화된다. 물이 끓지 않게 하려면 70−80℃에서 불을 꺼야 한다. 그래야 더 이상 공기방울이 올라오지 않는다. 불을 줄인다고 물이 끓지 않는 것이 아니다. 불을 꺼야 끓지 않는 것처럼 담배도 끊어야 더 이상 폐기종으로 진행하지 않는다.

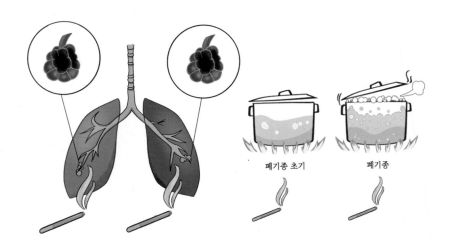

[그림 17] 흡연과 폐기종의 관계. 폐포가 터지는 폐기종을 물을 끓이는
것에 비유하였다. 물을 끓일 때처럼 일정한 온도에 물방울이 올라온다.
흡연을 한 기간과 흡연량이 초과되면 물이 끓어 물거품이 올라오는 것처럼
폐포가 여기저기에서 터진다. 이것이 폐기종이다.

하루 1갑씩 30년간 흡연한 60대 여성이 입원하였다. 그녀의 폐기능은
정상예측치의 30%(FEV$_1$, 기준)이다. 그녀는 이렇게 항변한다.

"담배피는 사람이 많은데 나만 폐기능이 심하게 떨어지나요?"

"왜 나만 COPD에 걸리나요?"

여성은 담배에 더 취약하다. 유전적으로 흡연, 대기오염, 미세먼지 등
에 더 취약한 사람도 있다.

폐암 조기 진단을 하려면

45세 남자로 15년 이상 OO회사에 근무하고 있습니다. 스트레스가 많아 하루 종일 모니터를 쳐다보며 담배를 많이 피고 있습니다. 최근 들어 기침이 조금 나옵니다. 매년 건강검진을 하지만 담배를 오래 피워서 폐암에 걸리지 않을까 걱정입니다. 정기 건강검진으로 폐암을 예측할 수 있습니까?

폐암은 날로 증가하고 있다. 각종 암 중에서 폐암의 암사망률이 가장 높다. 담배를 20년 이상 피신 분들은 폐암에 걸릴 확률이 약 22배 증가한다. 매년 건강검진에는 혈액검사, 간기능검사, 단순 흉부 X선 촬영, 심전도, 위 내시경, 복부초음파 검사 등이 포함되어 있다. 이런 검사들로 폐암을 조기에 진단하기에 부족하다.

금연하는 것이 폐암을 걱정하여
조기폐암검진하는 것보다 현명하다.

폐암 조기 진단 프로그램은 흉부 X선 촬영, 저농도 흉부전산화 단층촬영, 객담 세포진(암세포) 검사를 포함한다. 폐암조기 진단을 통하여 진단된 폐암의 경우 약 90%가 1기 폐암으로 외과적 절제가 가능하다. 수술 후 5년 생존율이 70%를 상회한다. 폐암의 예방은 금연이 가장 좋은 방법이다. 폐암은 외과적 절제가 가장 좋은 치료이다. 하지만 안타깝게도 대부분 폐암은 늦게 진단된다. 대부분 폐암 3기 이후에 진단된다. 폐암 3기 b 이상이면 외과적 절제가 어렵다.

많은 사람이 폐암 조기 진단에서 방사선 조사량을 걱정한다. 흉부 전산화 단층촬영으로 인한 방사선 조사량은 기술의 발달로 인하여 매우 낮은 농도의 방사선(일반 X-선 촬영 2-3장 정도)을 사용한다. 매우 안전하고, 저렴하며, 신속히 검사를 받을 수 있다. 폐암 조기 진단은 20년 이상 흡연하신 분, 가족 중 폐암이 있으신 분, 폐암을 일으키는 발암물질에 노출되신 분(간접흡연, 공해, 발암물질) 등이 대상이 된다. 금연이 첫 번째 폐암 예방이다. 금연하는 것이 폐암을 걱정하는 것보다 현명하다.

폐암의 치료는 어려울까?

세상이 변하는 속도가 상상을 초월한다. 가속의 법칙이 지배하는 세상이다. 뉴스에서 말로만 듣던 인공지능이 실생활로 들어왔다. 어디까지 발전할지 가늠하기 어렵다. 의료의 발전에도 가속도가 붙었다. 가장 치료하기 어렵고 사망률이 높은 폐암에도 혁신적인 치료제가 도입되었다. 얼마 지나지 않아 폐암도 동네 의원에서 감기처럼 치료되는 날이 올 것 같다. (너무 앞서 가는 걸까 싶다.) 지나온 세월을 돌이켜 보면 의료와 기술의 변화에 가속도가 붙어 실현가능할 것 같다. 머지않아 현실이 될 것이다.

폐암도 감기약처럼 매일 한알씩 먹으면
치료되는 시대가 왔다.

외국에 나가면 놀라는 것이 하나 있다. 편의점에 가면 감기약을 판다. 우리나라엔 몇 가지 없지만, 외국에는 감기약이 종류별로 있다. 콧물감기, 목감기, 열감기, 기침감기, 몸살감기, 복합감기 등등이다. 소비자가 자신의 증상에 따라 선택해서 약을 산다. 참 편리하다. 내 증상을 꼭 집어 약이 있으니 이 약을 먹으면 금방 나을 것 같다. 편리한 세상이다.

큰 병에 걸리면 사정은 다르다. 병원에 가야 한다. 검사를 받고 치료를 결정한다. 암중에 사망률이 가장 높은 폐암의 경우 치료가 어렵다. 최근 폐암에 대한 진단 방법과 기술의 발전이 놀랍다. 유전자 변이 발현 검사는 기본이다. EGFR, ALK, PD L1, 등등의 유전자검사에서 발현을 보이면 약물 치료효과가 우수하다. (한글로 번역해도 의미 전달은 어렵다.) 편의점 정도는 아니라도 유전자 검사로 변이 정도와 진단만 받으면 동네 의원에서 폐암 치료하는 날이 멀지 않았다는 생각이 들 정도이다. 감기약처럼 폐암도 유전자변이에 맞춰 약을 사먹고 치료하는 시대가 올 것이다.

폐암은 수술하면 퍼지는가?

항간에는 수술하면 폐암은 퍼진다고 하는 말이 있다. 이는 분명 잘못된 의료정보이다. 말기로 진행된 암은 수술하지 않는다. 수술하여 폐암이 퍼진다는 것은 몇가지 가능성과 오해에서 나온 말이다. 폐암은 병기 판정이 쉽지 않다. 정확히 림프절과 다른 장기에 전이되었는지 모르는 경우가 허다하다. 수술 후 갑자기 암이 퍼졌다면, 수술전 전이된 것을 알지 못하였거나 검사에 보이지 않았던 것이 수술 후 발견이 된 것으로 추정할 수 있다. 폐암은 1기, 2기 등의 조기에 발견되는 경우보다 3기 이상에서 발견되는 경우가 대부분이다. 폐암 4기라면 분명히 수술하지 않는다. 폐암 3기의 경우 수술할수 있다. 실제 수술을 해보면 검사상에 나타나지 않았던 부위의 암전이를 발견하게 된다. 또는 제거하기 어려운 부위에 암이 붙어 있어 불완전한 수술이 되었을 때 수술 후 나빠진다. 매우 드문 경우이지만 강력한 나쁜 소식한 가지는 백 가지 좋은 소식을 상쇄한다. 수없이 많은 폐암 환자가 수술로 완치되었다. 수술 후 나빠진 한 명의 폐암 환자 소문이 수술로 완치된 100명의 폐암환자의 좋은 소식을 이길 수 있다. 수술한다고 암이 더 퍼지는 것은 아니다. 결과가 소문으로 과장되어 보일 뿐이다.

🫁 폐암을 이기는 음식이 있나?

의사들은 환자가 먹는 음식에 관심이 적다. 왜냐하면 한번도 배워 본 적이 없기 때문이다. 그러나 환자들은 무엇을 먹어야 그나마 조금이라도 도움이 될지 궁금해 한다. 또한 어떤 것을 먹지 말아야 할지도 환자 입장에서는 병원에서 받는 치료만큼이나 중요하다. 스스로 자신의 질병 치료를 위하여 최선을 다하려고 하기 때문이다.

환자들은 무엇을 먹을지 질문을 많이 한다. 결론적으로 암 환자는 잘 먹으면 된다. 먹는 것보다 더 중요한 것은 긍정적 마음과 가족과 즐거운 대화를 나누고 행복한 마음이 드는 웃음이 최고의 항암제보다 낫다.

🫁 폐암을 예방하기 위한 음식

다양한 채소와 과일을 많이 먹는 것이 폐암을 예방하고 신진대사를 원활하게 한다. 너무나 상식적이다. 어떤 음식을 먹는다고 폐암이 치료제만큼 효과가 있지는 않을 것이다. 항암제처럼 대규모 임상시험을 하지는 않아 근거는 미약하다. 어떤 좋은 성분이 들어 있다고 해도 양(농도)이 약효를 가질 만큼 들어 있지 않다. 구내 식당에서 고구마 반찬이 나왔다. 고구마에 루테인이 함유되어 있어 눈에 좋다고 누군가 한마디했다. 안과 교수가 말했다. 시판되는 루테인 1정만큼 드시려면 고구마 한 트럭분을 드셔야 할 걸요? 그럼에도 불구하고 치료하는 중 먹으면 좋을 것으로 알려진 음식을 소개한다.

첫째는 신선한 과일과 야채를 먹는 것이다. 배와 사과에는 플로레틴(phloretin) 성분이 있다. 플로레틴은 항암효과와 암세포의 사멸을 촉진한다. 토마토에는 라이코펜(lycopene)이 들어 있다. 라이코펜은 암성장을 억제하고 진행을 막아준다는 보고가 있다.

블루베리, 붉은 양파, 사과, 콜라비 등에 항산화물질이 들어있다. 퀘세틴(quercetin)이라는 항산화 물질이 있어 암으로 인한 염증 반응의 회복에 도움이 된다. 안도사이아니딘(anthocyanidin), 데피니딘(dephinidin) 등이 항암효과를 보인다. 당근(Carrot) 속에 있는 클로로제닉산(chlorogenic acid)은 암세포의 혈관 생성을 억제한다는 보고가 있다.

녹차에는 테아플라빈(theaflavin)과 카테킨(epigallocatechin−3−gallate, EGCG)이 포함되어 있어 항암효과가 있다. 차에는 카페인이 있으니 너무 많이 마시지 않도록 주의해야 한다.

포도 주스와 포도주에 있는 라스베라테롤(Rasveratrol)은 암 발생 위험을 줄인다는 보고가 있다. 하지만 폐암 환자는 술을 많이 먹으면 좋지 않다. 포도 주스를 드시는 것이 바람직하다. 생강은 항암제 투여 후 구역 증상을 완화시키는 효과가 있고, 생강에 포함된 쇼가올(6−shogaol)은 항암 효과가 있다. 또한 만성 통증을 완화시킨다.

연어에 비타민 D가 많이 함유되어 있어 폐암 세포의 성장을 억제하는 효과가 있다고 한다. 굴에는 미네랄 아연(Zinc)이 다량 포함되어 있다. 영양이 풍부하고 폐암 치료에 사용되는 항암제(탁솔)의 효과를 증가시킨다는 보고가 있다. 강황은 매운맛을 띤다. 강황에는 커큐민(curcumin)이 함유되어 있다. 폐암 세포의 침윤을 억제하며, 항산화 효과, 항염증 효과 및 면역 자극 효과도 있다. 반면 피해야 할 영상보조제는 음주와 베타카로텐, 레티놀, 루테인, 비타민 E 등은 오히려 암을 악화시킬 수 있다.

이상과 같은 음식에 대한 항암효과는 매우 제한적이고 미미하다. 체계화된 대규모 대조군 임상시험으로 증명되지도 않았다. 다만, 음식의 일부 성분에 대한 실험적 자료를 근거로 하고 있지만, 일상생활에서 누구나 즐길 수 있는 재료이고, 근거는 미약하지만 암을 앓고 있는 환자에게는 무엇이든 최선을 다하는 의미가 있다. 어떤 음식을 먹는지보다, 음식을 어떻게 먹는지가 중요하다. 음식은 암을 이기는 에너지를 제공하는 것이다. 가족과 함께 즐거운 마음으로 대화하면서 식사하는 것이 어떤 항암제보다 더 암을 이기는 힘을 준다.

🫁 담배를 쉽게 끊을 수 있나요?

새해가 되면 수없이 많은 흡연자가 금연을 약속한다. 하지만, 많은 사람이 실패한다. 금연 약속은 작심삼일이 된다. 금연을 시도하는 사람들의 오해가 있다. 실패가 아니라 실수이다. 의지를 갖고 금연을 시작한다. 하지만 의지는 습관을 이기지 못한다. 며칠만 지나면 습관이 의지를 뚫고 올라온다. 의지가 방심하는 사이 습관이 저절로 나오기 때문이다. 그렇다고 김유신의 말처럼 단칼에 말의 목을 자를 수도 없다.

며칠 동안 참아온 '나의 의지'에게 미안한 마음이다. 의지가 약함에 좌절한다. 실패했다고 생각하고 금연을 포기한다. 실패가 아니라 실수이다. 나의 의지는 여전히 금연을 갈망한다. 습관이 문제다. 수십년 동안 흡연 습관을 하루아침에 고치기는 아무리 의지가 강한 사람도 어렵다. 사람은 누구나 실수하게 마련이다. 그렇다. 금연한 지 3일이나 1주 아니면 1달 만에 우연히 흡연하는 자신을 발견하는 것은 의지 결핍이 아니다. 나도 어쩔 수 없이 보통 사람처럼 실수하는 사람이라는 증거다. 실패가 아니라 실수를 딛고 금연을 이어 나가기만 하면 반드시 금연에 성공한다. 실패했다는 핑계삼아 다시 담배를 피우지 말자. 금연하겠다고 말한 자신을 믿어라.

금연의 실패가 아니라 실수였다.
계속 금연하는 것이 답이다.

흡연하는 사람에게 사랑하는 사람이 있느냐고 물어본다. 대부분 자녀가 있는 경우 자녀를 자신보다 사랑한다. 그럼 자식이 담배 피는 것을 바라는지도 물어본다. 그렇지 않다. 대부분 자신은 흡연을 배웠어도 자식은 담배를 피우지 않기를 원한다. 하지만 자식 입장에서 사랑하는 아버지나 어머니가 담배를 피운다면, 매캐한 담배 냄새는 사랑의 징표가 된다. 자신을 사랑하는 사람에게서 나는 체취가 담배 냄새이다. 결국 자녀가 담배를 자연스럽게 받아들일 가능성을 부모가 제공하고 있다. 담배 피우는 것은 매일 미세먼지 나쁨의 공기를 마시는 것과 같다. 담배가 폐암과 만성폐쇄성폐질환 등 나쁜 질환을 일으킨다는 것은 모두가 다 알고 있다. 어떤 핑계라도 대지 말고 지금 당장 끊어라. 금연하기 가장 좋은 날은 바로 오늘이다.

흡연은 호흡기 질환을 악화시킨다.

병원에서 전공이 다른 교수님께서 환자를 의뢰하였다. 기관지 천식 환자인데 최근에 심해졌다. 교수님께서 치료하였지만 좀처럼 좋아지지 않는다고 하셨다. 환자는 70세 유명 작가였다. 유명 작가답게 성격이 차분하고 마음씨 좋은 할아버지 얼굴이다. 의무기록, 검사 결과 등을 검토하고 환자를 만났다. 환자는 병원에 오래 다녔는데 이번처럼 증상이 오래가기는 처음이라고 차분하게 말씀하셨다. 교수님의 치료지침에는 크게 문제가 없어 보였다. 환자는 잠시도 쉴새없이 기침하고 숨이 찼다. 쌕쌕거리는 천명이 심하게 들렸다. 이유를 알 수 없었다. 잠시 고민하다가 모르면 처음부터라는 교수님의 가르침이 생각났다. 처음부터 문진을 다시 시작했다. 교수님의 가르침이 옳았다. 문진의 시작에 환자의 흡연력이 있었다.

환자는 10년간이나 끊어 오던 담배를 최근에 다시 피웠다. 병원에 입원하고서도 계속 하루 반 갑을 피웠다. 숨이 차면서도 담배를 계속 피웠다. 원인은 담배였다. 호흡기 환자가 치료하다 낫지 않으면 흡연을 의심해야 한다. 환자는 금연하고 좋아져서 퇴원하였다.

흡연과 건강

담배는 약 900도의 고열로 타면서 인체에 해로운 약 4000여 종의 화학물질을 뿜어낸다. 담배의 주요 성분은 크게 타르(tar), 니코틴 그리고 기체 성분으로 구별된다. 타르는 미립자가 농축된 흑갈색의 진한 액체를 말한다. 타르 소량으로 웬만한 곤충을 다 죽일 수 있다. 담배 1개피에 타르 10mg 들어있다. 담배는 발암물질이 풍부한 연기 나는 과자이다. 저타르 담배는 여성을 위하여 발암물질이 1/2로 줄어든 친절한(실제 담배를 더 피우게 만들어 발암물질이 줄어드는 효과가 없다) 제품이다. (담배를 많이 팔기 위한 상술이다.)

담배가 일으키는 암종은 다양하다. 폐암, 구강암, 설암, 후두암, 위암, 신장암, 비뇨생식기암 등의 각종 암의 발생이 적게는 3−4배에서 20−30배 이상 높다.

니코틴은 담배 한 개피에 평균 2mg이 들어 있다. 니코틴은 각성효과, 모세혈관 및 말초 혈관 수축, 혈압상승, 심박동 항진, 교감 및 부교감 신경 자극 그리고 혈관 벽에 손상을 일으켜 동맥경화를 촉진한다. 말초혈관수축에 의한 혈관장애로 허혈성 심장병 및 버거스씨병을 일으킨다. 니코틴은 습관성을 일으켜 담배를 계속 피우게 한다.

담배는 정신적 위로 대신
머리 감각을 둔하게 만들어 멍청하게 만든다.

담배 연기 그 자체인데 만성적인 연기에 노출이 되면 기관지에 만성적인 염증을 일으키게 된다. 결국은 작은 기관지부터 막히게 되어 만성기관지염과 폐기종 등 만성 폐쇄성 폐질환이 생겨 노년에 호흡곤란을 느끼게 되어 치명적이다. 담배 연기 속에는 인체에 해로운 일산화탄소 농도가 높아 만성적인 일산화탄소 중독 및 만성 저산소증에 빠져 만성 두통, 조기 노화 및 뇌 기능 자체가 점점 나빠지는 결과를 초래한다. 정신이 산만해지고 집중력이 떨어진다. 뇌 혈액 순환장애 및 혈관질환이 발생된다. 중풍 등의 뇌졸중에 걸릴 위험성이 높아진다. 하루 한 갑 담배를 피는 사람은 약 20－40ppm 정도의 일산화탄소에 중독된다. 일산화탄소 노출량에 따른 신체의 반응은 다음 표와 같다. 만성적으로 일산화탄소에 중독되면 뇌기능 저하를 초래한다.

[표 12] 일산화탄소 노출량에 따른 신체 반응

일산화 탄소(ppm)	노출에 대한 신체 반응
0-8ppm	비흡연가
20 ppm	뇌나 심장 등에 산소 결핍 현상
35 ppm	일일 근무 작업장에서 법적인 제한 한계
50 ppm	도시의 공기 오염 적신호 경보
60 ppm	두통, 구역, 중추 신경계 이상, 시력장애, 사고력저하

치명적인 질환 외에도 담배는 식도와 위 사이의 괄약근을 약화시키고 위산 분비를 촉진시켜 위식도 역류성 식도염이나 위궤양 등을 일으킨다. 담배연기를 적게 들여 마신다고 해서 안전하다고 생각하시는 분이 항간에 있다. 이는 잘못된 상식이다. 왜냐하면 실제 담배를 피지 않는 사람이 간접 흡연을 한 경우, 예를 들면 부부 중 한사람이 흡연을 한 경우에도 배우자 중에 한 사람은 흡연을 하지 않는 경우보다 폐암 발생률이 현저히 높음이 밝혀져 있다. 아무리 입담배만 핀다고 해도 연기를 들여 마시기는 마찬가지이고 더욱이 실제 담배 필터를 통한 연기보다 담배 끝에서 흘러 나오는 연기가 더욱 독하고 발암물질이 많이 포함되어 있다.

담배가 나쁜 줄 알면서도 금연하지 못하는 이유는 참으로 많다. 금연을 하지 않으면서 하는 말은 모두 담배를 피우기 위한 핑계일 뿐이다.

 금연하지 않으며 말하는 핑계들. 흡연을 지속하기 위한 핑계와 같다.

① 이제 60인데 살면 얼마나 살겠다고? (평균수명이 90세에 가깝다.)

② 여생의 낙(樂)인 담배 피우는 재미밖에 없다. (재미있는 일이 많다.)

③ 30-40년간 피운 담배를 어떻게 하루아침에 끊겠느냐? (그러니 이제 끊을 때가 되었다.)

④ 우리 아버지, 할아버지께서 많은 담배를 피웠지만 오래 사셨다. (담배 안 피셨으면 더 오래 사셨다.)

⑤ 스트레스 없으면 끊겠다. (스트레스가 없는 사람 없다.)

⑥ 담배를 끊는 스트레스가 너무 커 오히려 건강에 해롭다. (혼자 스트레스 받는 척 하지 마라.)

⑦ 항상 마지막으로 한 대만 더 피운다고 말로만 끊으시는 분. (오늘 안 끊으면 담배가 당신을 끊는다.)

⑧ 담배는 정신건강에 좋고 지적 능력(아이디어)을 증가시킨다. (아니다. 멍청하게 만든다.)

⑨ 순한 담배만 골라 핀다고 안심하시는 분. (순한 담배 더 피운다. 마찬가지이거나 더 나쁘다.)

⑩ 담배 피는 의사도 있다고 핑계를 대시는 분. (담배 피는 의사는 자격이 없다.)

⑪ 굵고 짧게 살겠다고 자포자기하신 분. (실제 자포자기는 아니다. 핑계일 뿐이다.)

⑫ "담배 끊는 놈하고는 상종도 하지 말아라, 독한 놈이다"라고 생각하시는 분. (멍청하다. 담배 피는 놈과 상종하지 마라.)

진한 인간성과 흡연가들의 동질성을 위하여 어쩔 수 없이 권하는 담배 한 개비 거절 못하는 선량한 흡연가에게 고한다. 금연을 미루지 말고 지금 당장 실천해 보기 바란다. (담배 권하는 사람과 헤어질 결심을 할 때이다.)

🫁 금단 증상을 슬기롭게 넘기려면 어떻게 해야 하나요?

많은 사람이 금단 증상 때문에 금연을 실패한다. 지피지기면 백전백승이다. 금단 증상이 미리 나타날 것을 알고 대처가 필요하다. 금단 증상을 예측하고 슬기롭게 대처하기 위하여 금연의 시작을 주말에 하는 것이 좋다. 금연 후 2시간이 지나면 혈중 니코틴이 정상으로 떨어지게 되며 다시 담배를 찾게 된다. 금연 6시간 후 맥박과 혈압이 낮아지고 점차 정상화된다. 이때 단기적 금단 현상이 발생된다. 뭔가 허전하고 불안해진다. 무기력해지는 느낌이 들고 컨디션이 떨어진다. 이 고비를 잘 넘기면 절반은 성공이다. 금연 12-24시간에 이산화 탄소가 체외로 배출되며 폐기능이 향상되어 육체적 노동력, 체력이 향상된다. 금연 48시간 후 기분이 상쾌해지고 미각, 후각, 성취감, 행복감이 생기며 금연 일주일이 되면 누적된 객담이 배출되는데 이때부터 금단 증상이 본격화되어 약 2주 정도만 참으면 금연에 성공할 수 있다. 이후 기관지 점막의 섬모운동 정상화, 폐기능 호전, 혈류 개선, 정자 수의 증가 등이 나타난다. 금연하면 내 몸에 어떤 변화가 올지 미리 알아 두는 것이 금연 성공 확률을 높인다.

<blockquote>
금연으로 얻는 이득은
무엇과도 바꿀 수 없는 내 건강이다.
</blockquote>

금연하면 살이 찌고, 흡연하면 날씬해지나?

담배를 끊고 나서 살이 쪘다고 하는 사람을 많이 본다. 담배를 끊으면 살이 찌는가? 반대로 흡연하면 날씬해지는가? 담배를 끊는 것만으로 살이 찌지는 않는다. 담배를 끊고 난 뒤 담배 피우는 행동양식이 먹는 것으로 대체되기 때문이다. 금연해서가 아니라 많이 먹어서 체중이 는다. 금연을 준비하면서 미리부터 어떻게 하면 먹는 습관의 행동양식을 조절할 것인지 계획을 세워야 한다. 예를 들면, 뭔가 허전한 느낌이 들고 입이 심심하다든지 손이 근질근질 할 때, 대체할 행동양식을 준비해야 한다. 손에 들고 다니는 물건이나 물을 마시거나 가벼운 맨손체조 등을 하는 것이다.

어떤 여성들은 날씬해지려고 흡연한다. 먹는 행동양식을 흡연으로 대체하는 것은 지극히 위험한 발상이다. 비만이 나쁘기는 하지만 담배보다 나쁘지 않다. 빈대 잡으려다 초가 삼간 태우는 격이다. 살 빼려고 담배 피우는 것은 오히려 건강에 매우 해로운 결과를 초래한다. 담배 피우는 동안 먹지 않기 때문에 먹는 욕구를 감소시킬 수는 있다. 흡연하지 못하는 상황이 되면 평소보다 더 많이 먹게 되고 비만해지기 쉽다. 담배를 피워서 날씬해지기보다 뚱뚱해질 가능성이 더 높다.

담배를 피워서 날씬해지는 사람보다는 담배 때문에 감기 등의 호흡기 질환에 자주 걸리게 된다. 입 냄새가 나고, 피부가 거칠어지고, 구강위생이 나빠진다. 만성기관지염이 발생되고 각종 호흡기 질환뿐만 아니라 위궤양, 역류성 식도염, 항상 뇌가 맑지 못한 증상, 만성 피로 등이 발생할 수 있다. 결론적으로 담배를 피워 다이어트를 하게 되면 다른 병도 얻고, 나중에 다시 살찌게 되어 다이어트도 실패하게 된다.

🫁 살이 찌지 않고 담배 끊는 방법

담배를 끊는 것은 어떤 보약보다 건강해지는 가장 확실한 방법이다. 금연에서 가장 중요한 것은 흡연자의 의사와 의지가 중요하다. 가장 잘 알려진 4단계 금연법을 소개한다.

① 1단계: 날을 받는다. (금연일 설정), 공휴일, 생일, 기념일, 국경일 등 좋은 날을 지정한다. 날짜는 종이나 달력에 기록하고 누구나 볼 수 있도록 표시한다. 금연을 한 번도 시도해보지 않은 사람은 드물다. 대부분의 금연 시도는 99% 이상 실패로 돌아간다. 문제는 실패했다고 생각하기 때문이다. 금연은 반드시 해야 할 일이므로 실패란 없다. 실수가 있을 뿐이다. 한번 실수 했다고 포기할 수는 없다.

② 2단계: 금연 일지(생각)를 작성한다. 철저한 준비는 성공을 보장한다. 예측 가능한 상황에 대한 대비하여 만일 실수하였을 때 어떻게 해야할

지 미리 대책을 수립한다.

③ 3단계: 흡연을 대체 할 수 있는 행동양식을 준비한다. 손과 구강에 대한 행동양식을 조절한다. 무설탕 껌이라든지, 손을 바쁘게 할 수 있는 것이 좋다. 담배가 생각나면 티 타임을 갖고 스트레스 해결을 위하여 운동을 시작한다. 이 부분을 잘 조절하면 금연을 하여도 살이 찌지 않는다.

④ 4단계: 금연에 대한 보상을 준비한다. 가족들의 칭찬, 담뱃값 저금, 달력의 스티커, 친구와의 약속이행, 자신감 그리고 스스로에게 상당한 보상을 해 보자.

여기에서 중요한 것이 있다. 주변 가족들의 격려와 칭찬이 필요하다. 담배 끊으라는 잔소리, 또 실패했다는 핀잔은 금연실패의 주요 원인이고, 흡연을 계속하게 만드는 스트레스일 뿐이라는 것을 명심해야 한다. 가족들의 칭찬과 격려가 금연을 하게 만든다.

🫁 일산화탄소와 흡연

흡연은 혈액 내 일산화탄소를 증가시킨다. 비흡연가는 정상적인 일산화탄소 농도를 갖게 되는데 이는 대기 중 농도와 관련이 있다. (환기가 잘되는 대기 중 일산화탄소는 전체 공기 중 0.005% 이하이다.) 흡연가의 일산화탄소 농도는 비흡연가보다 높게 나타난다. 흡연가의 일산화탄소는 얼마나 많은 담배를 피우는가, 연기를 얼마나 들여 마시는가에 따라 다르다. 하루 한 갑씩 담배 피우는 사람은 약 20ppm 정도의 혈중 농도를 보인다. 하루 2갑씩 담배를 피우면 40ppm 정도로 일산화탄소가 증가한다. 담배를 끊으면 하루 이틀만에 정상범위로 돌아온다. 일산화탄소 노출에 대한 반응은 다양하다. 노출된 농도에 따라 단순히 뇌나 심장 등에 산소 결핍현상(20ppm)을 보이기도 하고 (흡연을 오래 하신 분들은 만성적인 저산소증으로 혈색소가 증가된다. 혈색소의 증가는 혈액응고 등 합병증을 초래한다.) 35ppm이 초과되는 환경은 일일 근무 작업장에서 법적으로 제한된다.

일산화탄소 농도가 50ppm이 넘으면 도시의 공기 오염 적신호 경보가 발령되고 60ppm 이상에서 두통, 구역, 중추신경계이상, 시력장애, 사고력 저하 등이 나타난다.

일산화탄소는 무색, 무취, 무맛의 가스이며 정상적으로 미량 호흡 시 나온다. 대부분 소각장, 자동차 배기가스, 가스난방 등에 의하여 발생된다. 체내에 일산화탄소 농도가 높아지면 혈액에서 산소 운반이 감소하게 되어 뇌에 치명적인 영향을 줄 수 있다. 장기간 낮은 농도에 노출되었을 경우 심혈관질환을 유발한다.

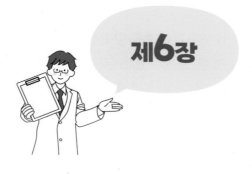

제6장

고운숨, 맑은숨, 편한숨을 위하여

자신이 무엇을 말해야 할지 아는 것만으로 충분치 않디.
그것을 어떻게 말해야 할지 또한 알아야 한다.
-아리스토텔레스-

천식과 COPD 등 대표적인 호흡기 질환 이외에도 수없이 많은 호흡기 질환에 대한 오해가 있다. 호흡기 질환에서 흔히 볼 수 있는 결핵, 폐렴, 습도와 가습기 문제, 실내공기오염과 주방 유해가스, 만병통치약 플라세보 효과 등 다양한 호흡기 문제들에 대하여 오해를 풀고 이해하기를 바란다. 정확한 이해는 오해를 풀고 건강을 보장한다.

대기 오염이 심각한 사회문제로 대두되고 있다. 국민건강에 치명적인 영향을 미칠 뿐만 아니라 사회생활에도 지장을 초래하기 때문이다. '공기파는 사회에 반대한다'(저자 장재연)라는 책에서 우리나라 환경정책에 대한 대안을 제시하고 있다. 미세먼지를 줄이기 위한 저자는 우리의 노력이 부족하다고 주장한다. 석탄 화력 발전소와 자동차는 미세먼지의 주요 원인이다. 미세먼지는 침묵의 살인자라고 한다. 흡연과 관련없는 만성호흡기질환과 폐암이 증가하는 원인으로 미세먼지가 지목되고 있다. 호흡기 의사도 미세먼지가 없는 맑은숨을 쉬고 싶다.

🫁 우리나라에서 결핵은 없어진 질병인가요?

우리나라는 OECD 국가 중 결핵 발병률이 가장 높다. 정부는 결핵 퇴치를 위하여 여러 가지 노력을 하고 있다. 그럼에도 불구하고 여전히 연간 3만 명의 결핵환자가 발생한다. 결핵 발병률이 OECD 국가 중 1위라는 불명예를 안고 있다. 사회의 사각지대에서 결핵이 계속 발생하고 또 적절하게 치료되지 않기 때문이다. 새터민, 노숙자, 외국인노동자, 중국교포, 독거인, 저소득계층, 다문화 가정 등 소위 사회 취약 계층에서 결핵 발생이 줄지 않고 있다.

아직도 우리나라에서 결핵은 흔한 질병이다.

국가적 결핵 관리를 위하여 여러 가지 사업이 진행되었다. 정책적으로 일선 병원에 결핵 전담간호사를 지원한다. 결핵 신고도 강화되었다. 보건소 결핵 관리도 강화되었다. 어린이집과 학교 등에 잠복기 결핵을 찾아내 적극적인 치료를 유도한다. 활동성 결핵환자의 접촉자 감시를 강화하였다. 결핵 치료에 본인 부담률을 없애 결핵 치료를 국가가 보장하고 있다. 결핵환자는 무료로 치료받을 수 있다. 예전에 비하면 결핵을 없애려는 국가적 정책과 노력이 현저히 개선되었다.

결핵은 감염병이다. 한 사람의 환자만 놓쳐도, 수없이 많은 새로운 환자를 만든다. 우리나라 결핵 발생률이 줄어들지 않는 이유가 여기에 있다. 결핵을 감염병이 아닌 보통의 질병처럼 다루기 때문이다. 감염병의 특징을 이해하고 초기부터 감염원을 차단해야 결핵을 근절할 수 있다.

진단보다 적극적인 환자 치료가 국가적인 과제이다.
장기간 치료가 필요한 환자에 대한 지원과
법률적 보장과 보호가 필요하다.

결핵을 근절하기 위하여 가장 중요한 것은 감염원 차단이다. 감염원은 활동성 폐결핵 환자이다. 활동성 결핵환자의 치료에 국가의 개입이 더 많이 필요하다. 일본처럼 완치될 때까지 입원 치료를 각오해야 한다. 결핵환자가 완전하게 치료될 때까지는 아니라도, 감염력이 사라질 때까지만이라도 활동성 결핵환자를 사회에서 감염원이 되지 않도록 격리하여 관리하여야 한다. 이를 위하여 법적, 제도적, 사회적 합의와 지원이 필요하다. 환자와 의료기관의 행동을 변화시킬 수 있는 실질적인 제도 수립과 실행이 보장되어야 한다.

치료되지 않은 활동성 환자가 지역사회에 돌아다니는 상황에서 결핵환자 발생은 줄어들지 않는다. 결핵환자가 직장, 생계, 가족 등 아무런 걱정 없이 일정 기간 치료받을 수 있도록 국가적인 치료지원이 필요하다. 새로운 약제가 비싸다는 이유로 보험적용에 제한받고 있다. 제약회사에서 수지타산이 맞지 않아 생산 중단한 결핵 약제도 있다. 정부 지원을 통하여 필수적인 결핵 약제를 생산해야 한다. 활동성 결핵환자를 완전하게 치료해야 결핵 발생이 줄어들 것이다. (우리나라 결핵 근절 정책의 가장 큰 문제는 결핵검사에 치중되어 있다. 결핵검사가 아니라 결핵환자 치료에 집중해야 한다.)

결핵 관리의 핵심은 사회 취약 계층에 있다.

두 번째 중요한 감염원인으로 사회취약계층 결핵환자를 관리해야 한다. 결핵은 약만 잘 먹으면 완치된다. 병원에서도 본인 부담률이 없어 약과 검사도 무료로 받을 수 있다. 하지만 사회취약계층은 약을 받으러 갈 시간도 차비도 없다. 질병을 이겨내기 위한 영양 상태도 불량하다. 밥을 굶고 있는 마당에 약을 먹겠는가? 약을 먹지 않고 돌아다니는 활동성 결핵환자가 특히 사회취약계층에 많은 이유를 살펴야 한다. 식사가 부족한지 교통비가 부족한지 치료 의지가 없는지 등에 대한 적극적 지원이 필요하다.

'복십자후원회'같은 민간단체에서 저소득층 결핵환자에게 재정적 지원을 하는 것처럼 약을 먹을 수 있도록 취약계층을 위하여 별도의 재정적 지원이 필요하다. 선진국에서 시행되었던 '직접관찰치료'(DOT, Direct Observation Therapy)를 통해 약물복용을 철저히 관리하는 방법도 고려해야 한다.

결핵약은 무료이지만
약을 먹기 위해 식사를 해야 한다.

세 번째 중요한 감염원은 외국인 감염자이다. 우리나라 사람이 외국에 장기간 체류하려면 해당국으로부터 비자를 받아야 한다. 비자 신청할 때 선진국에서 반드시 점검하는 것이 결핵 유무이다. 우리도 외국인 감염원 차단을 위하여 외국인이 국내에 입국할 때부터 결핵에 대한 검역을 철저히 해야 한다.

정부에서 다양한 결핵 사업을 하지만 여전히 우리나라 결핵은 줄지 않고 있다. 대책이 핵심을 찌르지 못하고 변죽만 울리기 때문이다. 결핵 관리의 핵심은 결핵이 감염병이라는 개념이다. 감염병의 특징은 환자가 환자를 만든다. 그러므로 활동성 결핵환자 관리가 첫 번째이다. 활동성 환자 치료에 대한 적극적인 관리와 지원, 사회취약계층에 대한 결핵 관리를 위한 비용을 지원하고 외국인 감염원을 차단하여야 우리나라 결핵 발병률이 줄어들 것이다.

⊞ 결핵은 꼭 재발하는가?

사람들은 결핵을 무서워한다. 병 자체도 무섭지만 치료하여도 재발한다고 믿기 때문이다. 결핵은 완치가능한 질환이고 재발율도 1% 이하이다. 아주 드물게 치료 순응도가 떨어진 경우에 재발한다. (치료 순응도란 의사의 지시에 따라 약을 잘 먹지 않는 경우를 말한다.) 결핵이란 결핵균이 우리 몸에 들어와 생기는 질병이다. 결핵치료는 어렵지 않다. 결핵균이 몸에 들어와 병을 일으키니 균을 죽이는 항생제를 복용하면 세균이 죽게 되고 치료된다. 결핵균과 일반 세균과의 차이점 때문에 결핵의 치료가 어렵다. 일반 세균은 약 30분이면 2배가 된다. 자라는 속도가 매우 빠르다. 결핵균은 2배가 되는데 하루 혹은 이틀이 걸린다. 결핵균의 성장 속도가 느리기 때문에 약의 복용 기간이 길어진다. 일반 세균에 의한 폐렴의 경우 1주일에서 길어야 10일 정도 약물을 복용하면 호전된다. 성장속도가 느린 결핵은 최소 6개월간은 치료해야 한다. 기본적으로 네 가지 결핵약으로 6개월 단기 요법을 권유하고 있다. 표준치료를 하면 99% 이상 완치된다.

⊞ 결핵은 완치가 가능한 질병인가?

결핵은 완치될 수 있다. 항결핵제만 잘 복용한다면 틀림없이 완치되는 질병이다. 과거에는 결핵을 "폐병"이라고 해서 매우 불결하고, 전염될 것 같아 모두가 꺼리는 질병으로 여겼다. 완치가 불가능하여 결핵환자를 집에 숨겨 치료하던 시절이 있었다. 이는 결핵이 어떤 질병인지 잘 모르고 치료 약제 또한 부족하던 시절 잘못된 상식이다. 옛말에 질병은 자랑하라고 하였다.

결핵은 숨기고 치료하지 않을 때 우리의 가족이나 동료 나아가 우리의 후손들에게 계속 결핵이라는 병을 남겨주게 된다. 참으로 부끄러운 일이다.

결핵 치료 실패의 원인으로 가장 중요한 것은 조기 중단과 불규칙한 약물복용이다. 결핵약을 먹기 시작하면 결핵의 증상이 빨리 호전된다. 환자가 다 낳았다고 생각하여 1-2개월 약물을 복용 후 약을 끊어 버리기 때문에 결핵치료에 실패하게 된다. 결핵에 대한 상식 부족으로 불규칙하게 약물을 복용한다. 결핵으로 진단 받으면 몸이 허약해서 발생한 것으로 판단하여 건강 보조 식품 등에 다른 약제의 복용으로 인하여 불규칙하게 결핵 약을 복용하게 되는 경우가 허다하다. 불규칙한 결핵약 복용은 내성균을 만들어 결핵 약제 효과가 줄어들게 되어 치료에 실패하게 된다.

몸이 아픈 것은 결코 부끄러운 일이 아니다. 오히려 이를 숨기고 치료하지 않을 때 우리의 가족이나 동료와 더나아가 우리의 후손들에게 계속 결핵이라는 병을 남겨 주는 것이 참으로 부끄러운 일이다.

겨울철에는 가습기가 필요한 것 아니에요?

가습기를 쓰면 호흡기에 가습이 될 것 같다. 하지만 이것은 오해이다. 가습기를 쓸수록 호흡기는 더 건조해진다. 물일을 많이 하는 사람들은 손이 더 건조하고 갈라진다. 수분을 직접 만지면 순간 물이 묻는다. 하지만 물이 마르는 과정에서 피부의 수분을 증발시켜 더욱 건조해진다. 이러한 원리를 이용하여 의료에서도 진물이 나는 상처를 치료하기 위하여 습윤 치료를 하여 상처가 마르기를 유도한다.

겨울철 피부를 관리하려면 손을 씻고 보습제(로션, 크림)를 발라야 수분 증발을 막을 수 있다. 하루에 수십 번 손을 씻는 의사들은 손 관리를 위하여 손을 씻고 즉시 보습제를 바른다.

외부 가습보다 물을 마셔
호흡기 내부 가습이 더 필요하다.

가습기를 쓰면 호흡기는 더욱 건조해진다. 호흡기에 가습하려면 수분을 섭취하여야 한다. 섭취한 수분이 호흡기 점막을 가습시킨다. 결론적으로 호흡기를 가습하려면 가습기를 사용하는 것 보다 수분 섭취를 늘려야 한다.

병원에서 왜 가습기를 사용하지 않나요?

요즘 가습기가 문제 되고 있다. 좀 더 정확히 말해 가습기 세정제 문제이다. 세정제 논의는 별개로 하더라도 가습기에 대한 인식이 문제다. 결론부터 말하자면, 요즘 대학병원에는 가습기가 없다. 대학병원에서 가습기가 없어진 지 오래되었다. 가습기가 인체에 좋다면 대학병원에서 왜 가습기를 사용하지 않겠는가? 대부분 대학병원에서 이차감염을 우려하여 가습기 사용을 중단한 지 최소 10년 이상 되었다. 일반인들은 잘 모르겠지만 가습기 세정제 문제가 발생하기 훨씬 전의 일이다. 가습기는 호흡기가 취약한 환자에게 도움을 주지 못하고 가습기를 통한 감염 등 관리에 문제점이 많았기 때문이다. 감염이 우려되어 가습기에 사용하는 수액을 값비싼 무균증류수로 사용하여 보았다. 무균 증류수를 사용하여도 비용만 들지 결과는 마찬가지였다. 건강을 최우선으로 하는 의료기관과 전문가 집단의 결정은 이러한 경험을 근거로 한다. 한마디로 가습기를 청결하게 관리하기는 불가능에 가깝다.

대학병원에서 가습기를 쓰지 않는 이유?
무균 증류수를 써도 가습기 관리가 어렵기 때문이다.

겨울철 입과 목이 마르고 코가 막히면 가습기를 찾게 된다. 과연 실내 습도가 높을수록 인체에 좋을까? 그렇지 않다. 그러면 가장 적합한 습도는 얼마인가? 습도가 30% 미만이면 건조 증상을 느낄 수 있고, 80% 이상이면 불쾌 지수가 올라간다. 습도 40~70% 정도가 가장 쾌적하다. 하지만, 쾌적함을 주는 습도는 온도에 따라 달라진다. 온도에 따라 15℃에서 습도 70% 정도, 18~20℃에서 습도 60%, 21~23℃에서 습도 50%, 24℃ 이상인 경우 습도 40%가 적당한 습도이다. 습도가 60% 이상이 되면 곰팡이나 진드기가 발생하기 쉽다.

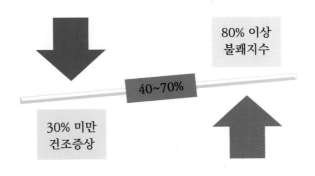

[그림 18] 인체에 적절한 습도

사람은 정상적으로 건조한 공기를 마셔도, 코와 인두, 후두 기관을 거치면서 흡입하는 공기의 습도를 올린다. 실제 폐 내에 있는 공기는 거의 100%의 습도를 유지하게 된다. 코에서 시작되는 호흡기 점막은 항상 촉촉하게 수분으로 젖어 있다. 호흡기 점막이 건조해지면 정상적인 방어기전인 점막 세포의 손상이 되기 쉽고, 손상된 점막을 통하여 바이러스나 세균 감염이 쉽게 일어난다. 우리나라는 대체로 봄, 가을과 겨울철 습도가 내려간다. 하지만, 아주 건조해지는 날도 있지만 평균적으로 상대 습도가 50% 이상을 상회한다. 겨울철이라도 우리나라 대기 습도는 낮은 편이 아니다. 겨울철에도 가습기가 필요 없다는 의미이다.

가습기보다 창문을 열고 환기시키는 것이 실내 가습에 더 좋다.

겨울철에 습도가 문제로 지적되는 이유는 따로 있다. 날씨가 추워 실내 온도를 올려 실내가 건조해지기 때문이다. 난방으로 실내 습도가 낮아지면 호흡기 건강에 좋지 않다. 우리나라의 대표적 주거지는 아파트이다. 아파트에 살면서 한겨울에 지나치게 난방하고 속옷만 입고 있어도 덥다고 자랑한다. 실내와 실외 기온 및 습도가 차이 나는 것이 호흡기 건강에 좋지 않다. 집안 난방을 줄여 실내온도를 낮추고 춥지 않게 어느 정도 가벼운 옷을 입는 실내 생활이 호흡기 건강에 좋다. (난방비도 줄일 수 있다.)

겨울철 실내 공기 질과 습도 유지를 위하여, 가장 중요한 방법은 규칙적인 환기이다. 미세먼지가 많은 날을 제외하고 정기적으로 환기해야 한다. 미세먼지 때문에 환기가 두려워 가습기를 사용한다고 말한다. 미세먼지보다 가습기 관리가 더 어렵다. 드물게 습도가 낮아 건조해진 날에는 평소보다 물을 두세 배 많이 마시는 것이 좋다. 외부 환경에 대한 가습보다 인체 내부 호흡기 가습이 중요하다는 의미이다. 가습기 관리가 어려워 세정제가 판매되어 문제가 되었다. 그만큼 가습기 관리가 어렵다. 가습기보다 규칙적인 환기가 실내 가습에 더 효과적이고 장점이 많다.

가습기 세정제는 습도가 높은 가습기에 균이 잘 자라기 때문에 수년 전부터 이용되었다. 가습기에 사용된 세정제가 분무되어 호흡기(폐)에 들어가 급성 및 만성 염증을 일으켜 폐가 망가지는 것이 가습기 세정제 사건이다. 가습기 세정제를 사용하지 않으니 괜찮다고 생각할지 모르나 가습기 자체가 인체에 도움이 되지 않는다.

우리나라의 습도는 전국적으로 연중 60~75% 범위이며, 7월과 8월에 70~85% 정도, 3월과 4월에 50~70% 정도로 나타난다. 서울의 연평균 상대습도는 64%이며, 월별로 보면 4월에 56%로 가장 습도가 낮고 7월에 78%로 가장 높다. 여름철의 평균 상대습도는 74%로 매우 습하며, 봄과 겨울철의 상대 습도는 평균 59%로 상대적으로 건조하다. 연평균 습도가 높은 지역은 전북 부안군 76.0%, 제주 고산 76.5%, 흑산도 77.4% 정도를 꼽을 수 있겠다. 인천광역시, 목포시, 보령시 등 서해안 지역도 습도가 높다. 비교적 연평균 습도가 낮은 지역은 강릉시 61.4%, 속초시 65.7%, 대구광역시 61.6%, 서울특별시 63.6% 정도이다. 장황하게 기록하였지만, 결론적으로 우리나라에서 겨울이라고 해도 결코 습도가 낮지 않다. 습도가 높은 실외 공기로 정기적으로 환기를 하는 것이 실내 습도 조절에 필수적이다.

[표 13] 2022년 서울지역 월별 습도(기상청, 2022)

월	1	2	3	4	5	6
상대습도	55.2	54.7	61.9	55.0	55.3	73.4
월	7	8	9	10	11	12
상대습도	77.2	80.2	68.1	68.9	64.4	58.9

환절기에 비염을 적합하게 치료하는 것이 중요하다. 습도를 제공하는 코의 기능을 회복하여 호흡기가 덜 건조해지는 효과가 있다. 습도가 낮아 건조해진다면 수분 섭취를 평소보다 2−3배 많이 한다. 습도 조절 기능에 문제가 있는 질병이 생겼다면, 문제가 되는 질병을 적극적으로 치료해야 한다.

주방 유해가스와 주부의 건강

여성은 억울하다. 가족을 위하여 주부들은 요리, 세탁, 청소 등 적지 않은 가사 활동을 한다. 청소할 때에는 미세 먼지와 집 먼지 진드기에 노출된다. 요리를 할 때에도 화석연료와 음식이 탈 때 나오는 유해가스에 쉽게 노출된다. 이렇게 실내 공기 오염에 장시간 누적 노출될 경우 주부들은 호흡기 질환에 걸리게 된다. 본인은 담배 근처에 가본 적도 없는 여성이 만성폐쇄성폐질환으로 진단된 안타까운 사연을 소개한다.

> 57세 가정주부가 숨이 차서 병원에 왔다. 청진기를 사용하지 않아도 쌕쌕거리는 숨소리가 크게 들린다. 언제부터인지 기억나지 않지만, 집에서 일하면 숨이 찼다. 나이 먹어서 운동 부족이겠거니 생각하였다. 요즈음 단순한 가정일에도 증상이 심해졌다. 진단은 만성폐쇄성폐질환이다. 통상적으로 만성폐쇄성폐질환은 오랜 기간의 흡연 때문에 발생한다. 기도에 염증이 생겨 좁아지고, 폐포가 파괴(폐기종)되어, 폐기능이 감소하는 질병이다. 환자는 담배를 피워본 적이 없기 때문에 왜 자신에게 만성폐쇄성폐질환이 생겼는지 의아해한다.

환자는 담배를 피지 않았음에도 불구하고 만성 호흡기 질병을 얻었다. 배우자가 담배를 피웠지만, 집 안에서 흡연하지 않았다. 주로 실외에서 담배를 피웠다. 배우자의 옷이나 몸에서 나온 간접흡연도 원인이 될 수 있다.

하지만 이 여성은 매우 억울하다. 평생 담배 근처에도 가본 적이 없기 때문이다. 이런 여성을 볼 때면, 평생 단 한 번도 흡연하지 않았음에도 불구하고 왜 이런 병이 생겼을지 궁금하다. 배우자가 실내에서 흡연했는지 물어보았다. 대부분 실외에서 흡연하였다. 직접 흡연에 의한 피해는 아니다. 과연 이 여성의 만성폐쇄성폐질환이 발생한 원인은 무엇일까?

주방 유해가스와 실내 공기 오염

여성 폐 질환 원인 가운데 하나는 바로 주방에 있다. 서울시 보건환경연구원의 '고깃집 연기' 연구(2012년 7월) 결과는 요리할 때 배출되는 유해물질의 위험성을 단적으로 보여준다. 초미세 먼지(PM 2.5; 입자 지름이 2.5㎛ 이하인 극미세 먼지) 상당량이 고기를 구울 때 나온다. 서울 대기에 들어 있는 초미세 먼지 중 고기를 구울 때 나오는 초미세 먼지가 9.6%에 달한다. 자동차 배기가스가 초미세 먼지 중 20% 가량을 차지한다는 점을 감안하면 상당히 높은 수치이다. 초미세 먼지는 황사 먼지보다 크기가 작고 폐에 쉽게 침투해 달라붙어 배출되지 않아 인체에 유해한 영향을 미친다. 미세먼지의 60~70%는 블랙카본이라는 물질로 호흡기질환과 각종 암의 원인이 된다. 폐포에 도달한 초미세먼지는 폐포 깊숙이 침투하여 기관지염, 폐렴, 폐암 등을 유발할 뿐만 아니라 심장질환과 뇌질환을 유발한다.

주방공기오염 여성 호흡기 질환의 원인이다.
주방 유해 가스는 미세먼지, 초미세먼지와 같다.

대한 결핵 호흡기학회 폐암 전국 실태조사(2005년) 결과 여성 폐암환자 10명 가운데 8명은 비흡연자였다. 이러한 자료는 주방 유해가스에 대한 위험성을 간접적으로 시사한다. 평소 각종 요리를 도맡아 조리하는 주부들에게 부엌이란 폐와 기관지 질환의 주요 위협 장소일 수 밖에 없다. 장시간 요리를 한 후 입맛이 없거나 머리가 무거워지는 증상을 보이는 주부들의 경우, 요리할 때 나오는 유해가스가 원인이다. 조리 시 가스레인지에서 나오는 물질 중 50%는 불꽃으로 연소되지 못하고 공기 중에 퍼지는데, 여기엔 일산화탄소, 이산화황, 이산화질소 등 각종 유해가스가 포함되어 있다. 이러한 먼지와 유해가스들이 폐에 축적되어 비흡연 여성 폐암 발생의 주원인이 된다.

주방 공기 오염의 원인은?

오염원은 높은 습도와 유해가스 및 요리 중 발생하는 각종 냄새 등이다. 유해가스는 주방에서 사용되는 탄소 연료에서 발생되는 일산화탄소, 이산화탄소, 아질산가스, 이산화황 등이다. 또한 음식이 타면서 나오는 탄화가스도 주방에 중요한 유해 물질이다. 음식 냄새와 배수구에서 음식이 부패되면서 나는 메탄가스 등이 높은 습도와 합쳐진다. 유해가스가 인체에 들어가 산화되고 인체에 물리적 및 화학적 손상을 일으키게 된다.

조리과정에서 발생하는 유해가스 중 벤조피렌 계열 및 페놀 등의 탄화가스는 담배 연기처럼 여러 가지 식재료가 타면서 유해 가스로 배출된다. 비흡연 여성의 폐암 발병 원인이 될 수 있다.

주방에서 조리과정에 불완전 연소로 인하여 일산화탄소가 배출된다. 일산화 탄소가 우리 몸에 들어오면 산소보다 헤모글로빈과 더 빨리 결합하여 어지럼증, 두통, 만성피로 등이 있을 수 있다. 조리 중 주방 창문 또는

배기 후드를 통하여 환기를 시켜야 한다. 여성 호흡기질환의 예방을 위하여
실내공기오염과 주방환경은 매우 중요하다. 요리를 할 때 환기를 자주 시켜
유해가스나 음식 냄새를 제거해 주어야 한다. 신선한 실내 공기를 유지하는
것이 여성 호흡기 질환 예방의 지름길이다.

여성들은 호흡기에 더 취약한가?

건강보험심사평가원 조사에 따르면 국내 천식 환자는 2005년 220만 5
천 명에서 2009년 231만 9천 명으로 증가되었다. 연평균 1.3% 증가하는 추
세라고 한다. 이 통계 자료 중 주목해야 할 부분은 20세 이후 여성 천식 환
자의 비율이다. 20세 미만은 남성 환자가, 20대 이후에는 여성 천식 환자
비율이 더 높다.

20세 미만의 청소년에서 천식 유병율이 높은 것은 남성이 운동 등 야
외활동이 많아 각종 알레르겐에 노출 확률이 높기 때문이다. 20대 이후 여
성은 집안일을 하면서 주방, 욕실 등의 청결 상태가 좋지 않아 천식 유발인
자가 집중될 수 있다. 아울러 여성은 이러한 외부적인 자극과 흡연 등에 남
성보다 취약하다.

폐를 깨끗하게 하려면?

기관지확장증 환자는 매일 가래를 뱉어낸다. 얼마나 고통스러운지 죽
음보다 더 힘이 든다고 표현한다. 매일 같이 가래를 뱉어야 산다면 효과적
으로 가래를 뱉는 방법을 배우는 것이 중요하다. 효과적인 '흉부물리치료법'
을 정리하였다.

효과적인 '흉부물리치료법'

① 자세 배액 운동

중력을 이용한 객담배출 방법이다. 환자의 자세가 매우 중요하다. 객담에 고여있는 흉부(폐)를 머리보다 높게 유지하는 자세를 취하는 운동이다. 하루 2−4회가 적당하며, 식전과 잠들기 전에 하는 것이 좋다. 머리를 아래로 하는 자세를 취하기 때문에 심장 맥박이 증가하거나 호흡곤란, 흉통이 나타나면 중단한다.

② 자세배액운동 절차

환자를 가능하면 편한 자세를 취하게 한다. 기관지 경련을 줄이기 위해, 자세 배액 하기 전에 분무기 또는 흡입기를 한다. 필요한 배액 영역을 결정한다. 기관지확장증이 심한 부위를 미리 알아 어떤 자세가 좋은지 미리 담당 의사와 상담한다. 흉곽을 확장시키고 척추를 곧바로 세운다. 자세를 취한 다음 횡격막으로 호흡하면서 기도를 이완시킨다. 흉벽 타악기 및 진동기가 있으면 사용한다. 흉벽 타악기가 없어도 가족에게 부탁하여 컵 모양의 손으로 규칙적으로 큰 소리가 나도록 흉벽을 토닥토닥 쳐 준다. 손바닥과 흉벽 사이에 공기가 있어야 환자가 아프지 않다. 위에서 아래로 두드려 주고 좌우 반복하여 1−2분 시행한다. 기침을 유발하여 객담을 배출한다. 몇 분 휴식 후 10분에서 15분 동안 2−3차례 반복한다.

코골이는 숙면의 상징인가?

코를 고는 사람은 깨워도 일어나지 않고 깊이 자는 것을 본다. 그래서 코를 골고 잤다고 하면 숙면을 했다고 생각한다. 하지만 코를 고는 것과 숙면하는 것과는 별개이다. 코를 골게 되면 숨을 고르게 쉴 수가 없게 된다. 코를 골다가 숨을 멈추는 경우도 있어 코를 곤다면 숨을 제대로 쉬지 않고 잠을 자는 것이다. 코를 골고 잠을 자고 나면 피로가 풀리지 않고 낮에도 졸리는 현상이 자주 나타나 만성피로가 쌓이게 된다. 이것이 수면 무호흡 증후군이라는 병이다. 수면 무호흡 증후군은 이차적으로 고혈압, 심뇌혈관 질환, 심장질환의 중요한 원인이 된다.

사람이 코를 고는 이유는 수면 중에 구인두가 목 뒤로 처져서 기류의 불완전한 폐쇄가 생기기 때문이다. 입을 벌리고 자는데도 코골음이 있다면 구인두 협착이 있다고 예상된다. 수면과 관련된 질환이 있는 경우 약 95%에서 코골이를 나타낸다. 코골이는 전체 인구에서 남자는 68%, 여자는 50%가 코를 곤다. 나이에 따라 점차 증가하는 현상이 있다. 30대에서는 남자 20%, 여자 5% 정도이다. 40대 이상이 되면 점차 증가되어 절반이상이 코를 골게 된다. 비만한 체형인 경우 보통 사람보다 3배는 코를 많이 골게 된다.

코골이는 하나의 웃음거리로 또는 일상 생활에서 약간의 불편함 정도로 인식되었지만 최근 코골이는 중요한 병의 증상일 수 있어 코를 골면서 호흡이 멈추는지 세밀한 관찰이 필요하다. 코를 골다가 숨을 멈추는 시간이 약 10초 이상 될 때 무호흡이 있다고 한다.

코골이와 수면 무호흡 증후군 예방과 치료하기 위한 방법으로 가정에서 할 수 있는 처방이 있다. 첫째, 체중감소와 운동이다. 둘째, 음주, 중추신경억제제, 안정제 등의 약물 복용을 삼간다. 셋째, 수면 자세를 변경한다. 똑바로 눕는 것보다 옆으로 돌아누워서 잔다. 넷째, 베개를 낮게 한다. 간단한 방법으로 코골이를 좋게 할 수 있다. 단순히 코만 고는 것이 아니라 수면 무호흡이 있다면 수면다원검사를 하여 얼마나 심한지 확인하여야 한다.

알코올 성분이 전혀 없는 제로 맥주를 마시고도 취할 수 있다. 연구원 몇 사람과 독일 프랑크푸르트에서 열리는 임상시험 교육에 참여하였다. 도착하여 호텔 체크인하고 저녁에 광장으로 식사하러 갔다. 독일에 왔으니 독일 맥주를 마셔야 한다. 각자 취향에 따라 맥주를 시켰다. 술을 잘하지 못하는 나는 생맥주 반 잔을 마셨다. 술을 잘 마시는 연구원 한 사람이 말했다.

"역시 독일 맥주가 독한데요!", "한 병 마셨는데 벌써 취합니다."

"아 그래요? "

옆에 있던 다른 연구원이 말한다.

"선생님, 어떤 맥주 마셨어요? 제 것은 별로 안 센데요?"

맥주를 마신 연구원이 자신이 마신 맥주 빈 병을 다른 연구원에게 건네준다.

"어!! 선생님, 선생님이 마신 맥주는 무알코올 맥주인데요!"

"여기 그렇게 쓰여 있어요."

맥주 한병에 취했다는 연구원이 말한다.

"네!! 정말이에요?"

다들 맥주병을 확인한다. 정말 제로 맥주, 즉 무알코올 맥주이다. 다들 웃음바다가 되었다. 정말 플라세보 효과가 굉장하다.

환자를 보다가 약제 아닌 약제들 때문에 혼란이 있다. 실제 환자 치료에 있어 환자는 환자 나름으로 고민이 많다. 부모님이 정성스레 보내주신 약을 먹을 수도 버릴 수도 없다. 이러한 건강기능 약품 때문에 의사는 치료에 혼란을 겪는 경우가 종종 있다.

독감이 극성을 부릴 때 어머니께서 전화하셨다. 기침이 나고 열이 나고 온몸이 쑤시고 아파서 우황청심환을 한 알 먹고 나니 좀 낫다고 하신다. 아직 열감이 있고 가래가 있다고 하신다. 어머니께서 당신이 아프신 것은 까마득히 잊어버리시고 아들 건강을 먼저 물으신다. "지난번에 가져간 약은 다 먹었느냐?" 하고 물어보신다. 물론 나는 이번에도 먹지 않았다. 의사가 된 후 여러 번 한약을 권유받았지만 한번도 먹지 않았다.

우리나라 웬만한 집안에 상비약으로 우황청심환이나 구심, 공진단 등의 약제가 있다. 어떤 응급상황이나 혹은 과로나 피로 등의 조절용으로 사용된다. 나는 한의학을 공부하지 않았기 때문에 어떤 약인지 모른다. 이상한 것은 우황청심환이나 구심, 공진단 등이 항고혈압제도 될 수 있고, 당뇨에도 효과적이다. 피로 회복과 뇌혈액 순환에도 좋고 기력을 보충해 준다. 너무 다양한 효과에 대하여 동의할 수 없다. 한약에 관하여 일반사람과 한의사는 처방이 다르지 않다. 굳이 한의사에게 갈 필요가 없는 약제이다. 이름이 멋진 플라세보 효과가 있는 십전대보탕이나 다르지 않다.

나는 호흡기를 전공하여 결핵환자를 진료한다. 사람들은 '결핵은 몸이 약해져서 발생한다.'고 생각한다. 결핵을 치료하려면 약해진 몸을 보호해야 한다. 몸을 "보(補)" 하는, "보호, 보충(保護, 補充)" 하는 약, 즉 보약(補藥)을 먹어야 한다. 이러한 믿음은 강박적 수준이다. 지금은 많이 개몽되어 결핵은 결핵약만 복용하면 잘 낫는다고 알려져 있다. 하지만 환자의 보호자들은 나의 부모님처럼 어떤 형태의 한약이나 소위 몸에 좋다는 여러가지 "보약(補藥)"을 짓는다. 개똥도 약이 된다면 먹일 심산이다. 지난 30년간 결핵 환자를 진료하면서 들었던 민간 보약을 소개한다. 미리 말해 두지만 이런 것을 먹고 모두 크고 작은 문제가 생겼다. 개소주, 흑염소액, 녹즙, 스쿠알렌, 효소, 등이 푸른 자라즙, 200년 된 멕시코산 선인장 뿌리 즙, 희귀 동물의 간, 사슴 피, 곰 쓸게, 비단잉어 액즙, 가물치 액, 뱀, 개구리 등 정말 많다. 서리

세 번 맞은 갈대 뿌리와 교접중인 귀뚜라미도 있다. (절대 먹으라는 의미가 아니다.)

약은 독이다.
보약이나 만병통치약도 독이다.

의학 입문에서 처음 배우는 말이 있다. 약은 독이다. 의사 일을 하면서 한 번도 잊은 적이 없다. 보약이나 만병통치약은 없다. 우리가 소위 말하는 '심장이 약하다', '기가 약하다', '심장이 허하다', '몸이 차갑다', '혈액 순환이 좋지 않다', '장이 예민하거나 약하다', '면역이 저하되었다.' 등등의 매우 그럴듯하고 아리송한 말에 현혹이 되어서 플라세보를 먹어서는 안 된다. (의료용 플라세보는 단순 밀가루로 만들어 부작용은 덜하다.) 강원도 산골, 버스가 하루 2번 오가는 시골 마을에 결핵환자가 생기면, 건강 보조 식약품 판매상은 3번 다녀간다.

믿는 자를 이기지 못한다. 실제 효과가 있는지는 그다지 중요하지 않다. 그 누구도 지금 당장 보여 줄 수 없기 때문이다. 효과가 있다고 믿는다면 진실로 있건 없건 믿는 자에게는 효과가 있다.

붕어빵에 붕어가 없다. 칼국수에도 칼이 들어 있지 않다. 민간요법과 한방 그리고 대체의학에도 의학은 없다. 붕어빵, 칼국수처럼 글자만 들어 있다.

🫁 110세를 준비하자

외래 진료 중 나이를 유심히 관찰한다. 등록된 나이와 보이는 신체나이

사이에 현격한 차이가 난다. 최고령의 105세 된 어르신은 언제나 씩씩하다. '빨리 죽어야 하는데 또 왔습니다.'라고 번번이 말씀하시고 약 처방을 받아 가신다. 반면 70세를 겨우 넘겨도 100세 노인처럼 보이는 사람도 있다. 무엇이 이런 차이를 만드는지 궁금해졌다. 90세 이상 장수하신 노인 환자에게 질문하였다. 건강의 비결은 규칙적인 식사와 운동 그 이상도 이하도 없다. 너무나 단순한 대답이다. 한 가지 더 추가하자면 대부분 90이 넘으신 분들은 여유가 느껴진다. 오래 사신 분들은 삶과 죽음을 여유있게 바라본다. 오래 살아서 여유가 생긴건지도 모른다.

지금 스스로 생각하는 것보다
10년에서 20년 더 오래 산다.
100세가 아니라 110세를 준비해야 한다.

사고방식도 비교적 긍정적이다. 105세 어르신처럼 겉으로 하는 말이지만 죽음을 두려워하지 않는다. 오래 살았다고 생각하시는 거 같다. 이때 다시 질문을 드린다. '지금 나이까지 사실 줄 예상하셨는지요?' 대부분 본인이 90세 이상 살 수 있을 것으로 생각해 본 적이 없다고 하신다. 그런데 지나고 보니 나도 모르게 어느 듯 90세, 100세가 되었다. 인생 참 모를 일이다.

지금 50, 60세에게도 물어본다.

'얼마나 살면 좋겠는지요?'

'한 85세에서 90세 정도 살면 좋겠다.' 이렇게 답한다.

지금 90세 이상 사신 분들도 50, 60대에 본인이 90세 이상 살 거라고 상상도 못 했다고 하신다. 그러니 지금 50대, 60대는 100세를 넘기는 분들이 많을 것 같다. 우리는 100세를 살 준비가 되어 있는지 의문이 간다.

100세를 살기 위하여 우리는 멋진 죽음을 맞을 준비를 먼저 해야 한다. 100세가 되기 전이라도 죽을 기회가 오면 잘 죽는 것도 필요하다. 100세를 살 준비와 잘 죽을 준비 모두 필요하다. 병에 걸려 죽거나 힘이 없어 다쳐서 죽는 것도 죽는 것이다. 그런 상황이 오기 전과 그런 상황이 왔을 때 어떻게 죽음을 기쁘게 맞이할 수 있을지 고민하고 준비해야겠다. 죽음을 피하는 사람은 없기 때문이다. 누가 나의 준비를 대신해 줄까?

가끔 약이나 달라고 말하는 사람들이 있다.

"괜찮으니 약이나 다오."라고 얘기하는 사람이 있다.

"이렇게 숨차고 기침한 지가 10년이 넘었는데 지금에 와서 무슨 치료를 해서 나을 거냐?

"그냥 이렇게 살다가 편안히 죽으면 그만이지, 가면 그만이지."라고 말씀하신다. 이제 살면 얼마나 더 살겠느냐고 말씀하신다. 참 답답한 노릇이다.

90세, 95세 정도라면 모를까? 평균 수명이 85세를 넘어가고 있는 마당에 60세, 70세 되신 분이 이제 갈 때가 됐다고 말씀하신다. 일찍 늙어버린 생각도 문제지만 평소에 자신이 앓고 있는 병이 뭔지 모른다. 참 안타깝다. 현 시대에 90세 미만은 늙은 청년(노청년)이다.

현재 90세 미만은 노청년이다.
노인 행세에서 벗어나야 한다.

나이가 들면 숨이 차겠거니 생각한다. 기침, 가래가 있어도 나이 탓이라고 생각한다. 숨이 차면 움직임을 줄인다. 나이 때문에 그런 거니 좀처럼 병원을 찾지 않는다. 젊었을 때는 활동량이 많다가도 나이가 들면 활동량이 줄게 마련이다. 숨이 찬 경우에는 더욱 활동량을 줄인다. 거의 움직이지 않고 견뎌낸다. 100세가 되어도 건강하려면 꾸준히 운동해야 한다.

🫁 최근 10여 년간 병원에 가장 입원을 많이 하는 질병은?

지난 10년 누계를 따지면 폐렴이 가장 입원을 많이 하는 질환이다. 폐렴은 해가 갈수록 늘고 있다. 노인인구의 증가로 인하여 폐렴 사망률도 증가하였다. 65세 이상 노인의 폐렴 사망률은 21.8%로 중요한 사망원인이다. 폐렴은 호흡기 증상과 전신증상이 있고 흉부 X-선 촬영에서 폐렴성 침윤이 관찰된다. 폐렴의 호흡기 증상은 기침(90%), 화농성 객담(66%), 흉막성 흉통(50%) 등이다.

노인의 폐렴은 증상이 없다고 할 만큼 증상이 미미하다. 폐침윤이 한쪽 폐 절반을 차지하여도 괜찮다고 하신다. 입원을 두려워 거짓으로 말씀하시는 것 같아 오해하는 경우도 있다. 하지만 실제 노인 폐렴은 증상이 거의 없을 수 있다. 노인은 증상이 있어도 잘 참는다. 염증을 일으켜 나타나는 전신 증세도 미약하다. 그래서 노인 폐렴은 더욱 위험하고 치명적이다. 자칫 증상이 미미하여 가볍게 보면 돌이킬 수 없는 상황을 맞을 수 있다. 노인에게 폐렴은 매우 흔하지만 숨은 그림자처럼 치명적인 질환이다.

🫁 호흡기 건강관리와 예방을 위한 10가지 질문과 설명

감기, 만성기침, 천식, 알레르기, 폐렴, 미세먼지와 황사철(환절기) 등 호흡기 질환 관리와 예방법에 대한 상식 퀴즈를 종합하였다. 퀴즈를 풀면서 호흡기 상식을 키워보자.

호흡기 건강관리와 예방을 위한 질문

번호	질문	답
1	환절기에 외출해도 되나요?	예
		아니오
2	실내 환기를 시켜야 하나요?	예
		아니오
3	가습기를 써야 하나요?	예
		아니오
4	환절기에 감기에 더 잘 걸리나요?	예
		아니오
5	미세먼지가 호흡기 질환을 일으키나요?	예
		아니오
6	기침을 오래 하면 천식이 생기나요?	예
		아니오
7	천식 치료는 어려운가요?	예
		아니오
8	알레르기는 갑자기 생기나요?	예
		아니오
9	COPD(만성폐쇄성폐질환)는 불치병인가요?	예
		아니오
10	노인에게 폐렴은 위험한 병인가요?	예
		아니오

총 점

A. 호흡기 건강관리와 예방을 위한 질문에 대한 답변

번호	설명	정답
1	일기예보, 미세먼지, 황사, 꽃가루 예보를 확인하고 예보에 따라 외출, 야외활동을 결정하세요. 외출 시 마스크를 착용하고 귀가 시 손/구강위생, 먼지를 제거하세요.	맞다
2	주의보에 따라 맑은 날 환기를 시키세요. 실내 공기 오염을 주의하세요. 수분 섭취를 많이 하세요.	맞다
3	환기만 적절히 시키면 가습이 필요하지 않다. 실내외 기온 차이를 줄이세요. 음식을 골고루 드시고 운동하세요.	틀리다
4	일교차, 실내외 기온 차가 크면 인체의 방어 능력이 저하된다. 환절기에 기관지 점막 섬모 운동 위축, 체온저하, 운동부족이 되면 면역력이 떨어 진다.	맞다
5	상기도에 직접적인 자극을 주어 기침, 감기, 비염, 결막염, 인후두염 등을 일으킨다. 하기도에 기관지염, 기관지폐렴, 폐렴, 폐암 등을 일으킨다. 기존 천식 및 만성폐쇄성폐질환 악화됨.	맞다
6	천식이 잘 조절되지 않아서 기침하게 된다. 기침은 증상이지 질병이 아니다.	틀리다
7	어렵지 않다. 흡입기를 잘 사용하시면 잘 치료된다.	틀리다
8	알레르기 물질에 여러 번 노출되어 발생한다. 알레르기 증상이 갑자기 생기는 것은 이미 오래전에 알레르기 물질에 노출되었기 때문이다.	틀리다
9	최근 약제의 개발로 COPD(만성폐쇄성폐질환)도 폐기능 개선 및 운동능력 개선이 되는 치료 가능한 질환이다.	틀리다
10	65세 이상의 노인에게 폐렴은 젊은 사람에 비해 100배의 사망률을 보이는 중요한 질환이다.	맞다
총 점		

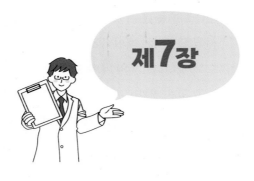

제**7**장

숨 쉬기 편한 호흡 환경을 만들려면?

불행해지려면 욕심을 부리고 매사 남과 비교하면서 부정적인 생각을 하면 된다.

행복해지려면 반대로 생각하고 행동하면 된다.

만족할 줄 알고 긍정적인 생각으로 남과 자신을 배려하면서

옳은 일을 생각하고 행동한다.

숨쉬기 편한 세상이 오면 좋겠다. 호흡기에는 환경이 중요하다. 미세먼지, 세균, 꽃가루, 곰팡이, 동물 털, 매연, 오존, 황사가 없는 깨끗한 환경에서 살아야 한다. 날씨도 중요하다. 기온 차가 크면 호흡기는 적응하기 어렵다. 계절에 따라 습도도 호흡기 건강에 영향을 미친다. 변화무상한 환경에서 매 순간 숨을 쉬지 않고 살아갈 수밖에 없기 때문에, 무엇보다 사람 사는 환경이 중요하고 호흡기 건강이 중요한 시대가 되었다.

호흡기 증상은 환경과 날씨에 영향을 받는다. 호흡기 질병이 없어도 이러한 환경의 변화에 적응해야 한다. 현대의 환경변화에 호흡기 건강을 유지하고 관리해야 하는 슬기로운 생활이 필요하다. 일상생활에서 호흡기에 좋을 것으로 알려진 방법이 오히려 호흡기에 나쁘게 작용할 수 있다. 건강한 호흡기 관리는 건강하게 사는 첫 번째 관문이다. 숨쉬기 편한 호흡 환경을 만들려면 어떻게 해야 하는지 알아보자.

🫁 오늘 미세먼지가 심한데 외출해도 되나요?

요즘은 일기예보에 빠지지 않는 것이 있다. 미세먼지 주의 예보이다. 미세먼지가 나쁨이면 외출에 주의해야 한다. 특히 호흡기 질환이 있는 분들은 특히 주의해야 한다. 미세먼지뿐만 아니라 황사, 꽃가루, 오존 주의보도 주의 깊게 들어야 한다. 호흡기 건강에는 환경이 중요하기 때문이다. 피치 못하게 외출해야 한다면 마스크를 착용한다. 외출 후 귀가하여 먼지를 털어내는 것이 좋다. 머리와 온몸에 붙은 먼지를 없애기 위하여 깨끗하게 샤워하고 양치를 한다. 미세먼지의 배출을 위하여 평소보다 수분을 2－3배 마시는 것이 좋다.

🫁 환경 오염의 주범 황사와 미세먼지 어떤 게 더 나쁜가?

다음 그림 중에서 왼쪽은 중부 지방에 황사 띠가 둘러진 사진이다[그림 19]. 이름에 걸맞게 약간 황색(노란색)으로 보인다. 반대로 오른쪽 미세먼지 사진은 좀 더 넓게 퍼져 있고 회색(잿빛)에 가깝다. 황사와 미세먼지 어떤 것이 나쁠까? 결론적으로 말하면 둘 다 인체에 해롭다. 황사는 봄가을 편서풍을 타고 오지만 미세먼지는 사계절 발생된다. 미세먼지가 우리에게 더 오래 더 많은 영향을 미치고 있다.

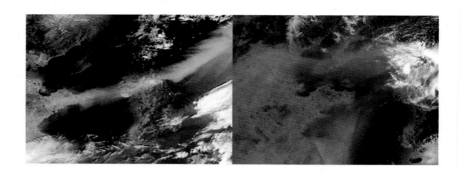

[그림 19] 황사(좌), 미세먼지(우) 위성 사진(출처: 기상청)

미세먼지가 내 몸에 들어오면 어떻게 되나요?

　　미세먼지(PM10, 10μm 이하)를 흡입하게 되면 가장 먼저 상기도에 염증을 일으킨다. 기침이 나고 비염과 인두염 및 후두염 등을 일으킨다. 기관지에 염증이 일어나게 되면 2차적으로 바이러스 감염에 취약해져 감기에 잘 걸린다. 미세먼지가 눈에 들어 갈 경우 결막염을 일으킨다. 미세먼지는 말 그대로 미세하기 때문에 상기도를 거쳐 하기도로 쉽게 내려간다. 특히 초미세먼지(PM2.5, 2.5μm 이하)는 폐에 도달하여 인체에 흡수된다. 초미세먼지를 흡입하게 되면 하기도 염증, 즉 기관지염, 기관지폐렴, 폐렴 등을 일으키게 되고 오랫동안 노출이 되면 폐암 발생률이 높아진다. 기존의 호흡기질환, 기관지천식, 만성폐쇄성폐질환(COPD), 기관지확장증 등이 악화된다. 또한 미세먼지는 인체의 중요한 면역 기능을 떨어뜨린다. 기관지 섬모를 파괴하고 섬모운동장애를 초래하여 2차 세균 감염에 취약해진다.

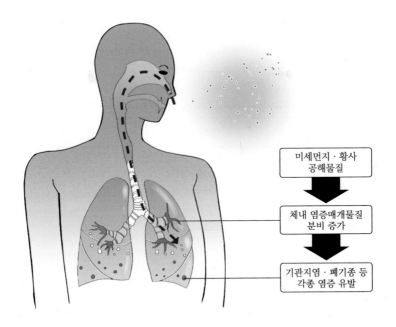

미세먼지·황사
공해물질

⬇

체내 염증매개물질
분비 증가

⬇

기관지염·폐기종 등
각종 염증 유발

[그림 20] 미세먼지가 인체에 미치는 기전(입자가 작아 폐속 깊숙이 침투)

미세먼지가 몸에 들어오면 호흡기 방어 기능을 떨어뜨린다. 미세먼지는 기관지 섬모 파괴와 섬모운동 장애를 일으켜 이차적인 염증반응을 일으킨다. 더 깊이 들어가면 폐포대식세포에 포식되어 폐에 침착된다[표 14].

미세먼지는 호흡기질환, 심혈관계질환, 뇌질환,
폐암 등 발생을 증가시킨다.

[표 14] 미세먼지가 내몸에 들어오면 일으키는 질환

부위	유발질환
상기도	기침, 감기, 비염, 결막염, 인후두염
하기도	기관지염, 기관지폐렴, 폐렴, 폐암
기존 호흡기 질환	천식, 만성폐쇄성폐질환(COPD) 악화

미세먼지와 황사의 차이점과 비교

우선 크기를 비교해 보면 황사와 미세먼지는 지름이 10μm로 크기가 비슷하다[그림 21]. 하지만 초미세먼지는 2.5μm로 작다. 먼지 크기가 중요하다. 왜냐하면 크기가 작을수록 호흡하였을 때 폐포 깊이 들어 갈 수 있기 때문이다. 인체 깊이 들어 가면 나오기도 어렵고, 인체에 잔류되어 염증반응 등 다양한 신체 반응을 일으킬 수 있다.

주 성분에 따라 미치는 영향도 다르다. 황사는 주로 가는 모래입자인 규소와 공해 물질이 포함되어 있다. 미세먼지는 탄소화합물이 주이고 그 외에도 황산염, 질산염 및 중금속도 포함된다. 이러한 입자들이 인체에 침투하면 상기도 및 하기도에 염증을 일으킨다. 더 깊이 들어 가면 폐포로 들어가 폐렴을 일으킬 수 있다. 장기적으로 노출되면 폐암의 원인이 되기도 한다. 폐에 잔류된 미세먼지의 경우 혈관으로 침투하여 심혈관계에도 영향을 미친다[표 15].

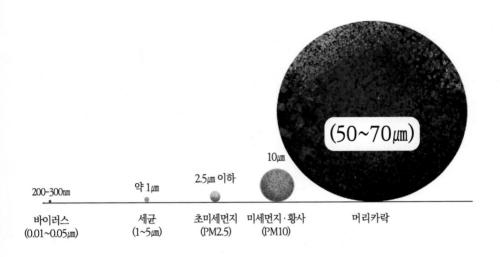

[그림 21] 바이러스, 세균, 미세먼지와 황사의 크기 비교

[표 15] 미세먼지와 황사와의 비교

차이점	미세먼지 (ultrafine particles)	황사 (yellow dust)
크기	1-10μm	10μm
주성분	탄소화합물	모래
기타성분	황산염, 질산염, 중금속	공해 물질
원인	자동차배기가스 화석연료	고비사막모래바람
증상	후두염, 기관지염, 폐렴, 폐암	결막염, 비염, 피부염, 봄철알레르기

🫁 미세먼지로부터 인체를 보호하는 방어기전?

미세먼지 흡입으로부터 인체를 보호하는 다양한 인체 방어 기전이 있다. 호흡할 때 외부로부터 이물질 유입을 막는 방어 체계는 코의 코털과 점막을 덮고 있는 점액이 있다. 많은 먼지가 여기에서 걸리게 된다. 코에 있는 점액을 지나치게 제거하면 오히려 이러한 방어 기전에 손상을 준다. 입에서 나오는 침도 미세먼지 제거에 도움을 준다. 코를 통과하면 기관지점막 세포에 섬모와 점액이 있어 미세먼지가 폐 속으로 들어가지 않도록 보호해 준다.

미세먼지가 많은 날에 수분섭취를 많이 해야 한다.

10에서 2.5μm 크기인 미세먼지는 기관지에 쌓인다. 기관지 점막세포의 섬모운동과 점액 생성은 들어오는 미세먼지 량에 따라 달라진다. 미세먼지가 많은 날에는 점액 생성이 증가한다. 자연스러운 현상이다. 점액 생성과 섬모운동을 활발히 하기 위하여 수분섭취를 평소보다 많이 하는 것이 좋다. 실내외 기온 차가 크거나 건조한 공기에 오래 노출될 경우 기관지 점막세포의 섬모 기능이 떨어진다. 미세먼지 크기가 2.5μm 이하 초미세먼지는 기관지 통과해 폐로 유입된다. 폐포까지 침투한 미세먼지는 폐렴을 일으킬 수 있다.

미세먼지는 폐포를 지나 혈관까지 침투한다.

미세먼지에 장기적으로 노출되면 만성기관지염이나 폐암 발생률이 높아진다. 아울러 미세먼지에 노출되면 기존 천식과 만성폐쇄성폐질환(COPD)은 악화된다. 호흡기 질환이 있는 분들은 특별히 주의해야 한다. 아울러 최근 인체에 흡입된 미세먼지에 의하여 이차적으로 순환기 질환인 동맥경화와 심장병 및 뇌졸중이 증가한다는 보고가 있다.

국내외 여러 연구와 임상에서 미세먼지의 농도와 미세먼지가 높은 일수에 따라 호흡기 질환, 폐암, 심근경색, 뇌졸중 등의 발생 빈도가 증가한다는 것은 역학적 연구에서 증명이 되어 있다. 실제 임상에서도 미세먼지가 심한 날과 다음 날에 호흡기 환자가 급증한다. Raaschow−Nielsen 등에 의한 ESCAPE 연구에서 유럽 9개국 30만 명의 건강자료와 2095건의 암 환자를 대상으로 분석하였다. 초미세먼지 농도가 $5\mu g/m^3$ 상승할 때마다 폐암 발생 위험은 18% 증가한다. 미세먼지가 $10\mu g/m^3$ 상승할 때마다 폐암 발생 위험은 22% 증가하며, 조기 사망 위험도 증가한다고 보고하였다.

🫁 미세먼지나 황사에 돼지고기가 효과적일까?

돼지고기는 평소에도 단백질을 공급하는 영양가 있는 음식이다. 영양식을 하면 면역 기능이 좋아질 수 있다. 미세먼지나 황사가 심한 날 돼지고기를 먹는다면 과학적 근거는 없지만 나쁠 것도 없다. 다만 무엇이든 과하면 좋지 않다. 미세먼지나 황사가 심한 날 평소보다 많은 수분 섭취를 많이 하면 객담으로 미세먼지 배출을 도와준다. 실내에서라도 가벼운 운동을 하면 호흡기 섬모운동이 촉진되어 미세먼지 배출에 도움이 된다.

미세먼지에는 평소보다 많은
수분섭취와 영양식품이 좋다.

수분 섭취는 호흡기로 흡입한 먼지 배출에 매우 중요하다. 특히 겨울철에 춥다고 문을 닫고 난방만 한다면, 여러 가지 전자제품과 난방으로 인하여 실내 공기 오염도 심해질 수 있다. 미세먼지가 심한 날을 제외하고 수시로 환기를 시키는 것이 실내 공기 오염도 줄이고 실내 습도 유지에도 도움을 준다.

환기가 가습기보다
실내 가습과 실내공기 관리에 효과적이다.

겨울철 난방으로 인하여 실내 공기 습도가 매우 낮아진다. 습도를 올리기 위하여 가습기를 틀기보다 정기적인 환기가 더 좋은 가습효과가 있다. 왜냐하면 우리나라 일 년 평균 습도는 겨울이라 하여도 연중 60%를 상회하기 때문이다. 실내에서 생활할 때도 난방을 줄이고, 가벼운 옷을 하나 더 입고 생활한다면 난방비도 줄이고, 가습기로 인한 이차적 문제도 해결할 수 있다.

규칙적인 환기가 호흡기 건강을 지킨다.

황사와 미세먼지 피할 수 있을까?

피하기 어렵지만 피해야 한다. 황사와 미세먼지가 많은 날은 외출을 삼가는 것이 첫 번째 피하는 방법이다. 두 번째 중요한 것이 마스크이다. 마스크는 코로나19만을 위한 것이 아니다. 다양한 호흡기 질환 특히 황사와 미세먼지 흡입을 예방하는 효과도 있다. 우리나라 국민이 코로나19 초기에 비교적 잘 대처할 수 있었던 이유는 평소 훈련이 되어 있었기 때문이었다. 황사로 인하여 마스크 착용이 습관화된 덕분이다. 황사 입자는 바이러스보다 크기 때문에 KF-80 마스크로 충분하다.

미세먼지와 황사에도 마스크가 도움이 된다.

우리는 코로나19로 3년째 마스크를 쓰고 다니고 있다. 실내 마스크 해제 시점에 대하여 논란이 많다. 바이러스가 식사 중에는 침투하지 않을 것처럼 식사하고 떠들고 놀다가 식사를 마치고 이동할 때 마스크를 다시 쓴다. 분명히 과학적이지 않다. 하지만 마스크 해제에 대한 유감은 있다. 마스크는 오직 코로나19 방역에 도움을 주는 것은 아니다. 마스크를 쓰는 2년 동안 인플루엔자 유행이 없었고, 미세먼지나 황사로 인한 호흡기 질환도 줄었다. 봄철 꽃가루로 인한 천식 환자도 현저히 줄어든 것은 모두 마스크를 착용하였기 때문이다. 굳이 마스크 의무 착용을 해제한다면 겨울이 지난 시점이 더 타당할 것 같다.

어떨 수 없이 미세먼지가 심한 날 외출과 야외활동을 해야 한다면 마스크가 도움이 된다. 마스크를 선택할 때 주의해야 한다. 일반마스크는 거의 효과가 없다. 시판되고 있는 황사 마스크를 사용해야 한다. 미세먼지 크기는 PM10이라고 표시하고 입자크기가 $10\mu m$이하이다. 초미세먼지는 $2.5\mu m$이다. 황사마스크로 식약처 승인이 된 제품은 약 70% 정도 효과가 있다. 마스크를 쓸 때 마스크 안쪽에 손이 닿지 않도록 주의한다. 마스크를 코와 얼굴 피부에 밀착하여 공기가 옆으로 새지 않도록 주의해야 한다[그림 22].

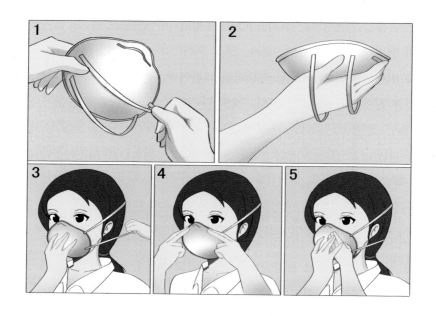

[그림 22] 마스크 착용법

 봄철 건조한 날씨에 건강관리

봄철 황사가 심할 때는 외출을 자제한다. 부득이 외출 시에는 마스크를 착용한다. 외출 후 집에 돌아와서 반드시 얼굴과 손발 등을 깨끗이 씻는 등 생활 습관을 좀 더 철저히 지키는 것이 중요하다. 알레르기가 있는 의사로서 한가지 더 권고하고 싶다. 봄철에 많은 먼지가 머리카락에 붙어서 집으로 오게 된다. 구강위생을 위하여 양치하듯 머리를 감아서 머리카락에 붙은 먼지를 제거하는 것이 중요하다. (꽃가루나 미세먼지를 침대로 갖고 가지 않아야 한다. 하루 한 번 샤워하는 사람이 아침과 저녁 둘 중에 언제가 좋은지 물어본다면 단연코 외출 후 저녁에 샤워하는 것이 좋다. 온갖 먼지를 제거할 수 있기 때문이다.)

외출 후 귀가 시에 미세먼지와 꽃가루 등 먼지를 제거해야 한다.

실내에서도 외부의 황사가 들어올 수 있다. 실내에서 공기정화기를 사용하면 도움이 된다. 호흡기 의사에게 어떤 공기정화기가 좋은지 묻는 사람이 많다. 공기정화기의 성능은 필터에 있다. 헤파(HEPA)필터를 착용한 공기정화기를 권고한다. 헤파필터는 세균의 크기인 $1\mu m$ 크기의 먼지를 걸러주기 때문이다. 더 중요한 것은 시간이 지남에 따라 필터의 성능이 감소하기 때문에, 주기적으로 필터를 교환해 줘야 한다. (길어도 6개월에 한번 교환해야 한다. 시중에 특수한 기술로 필터를 교환할 필요가 없거나, 필터가 없는 공기청정기는 믿을 것이 못된다.)

황사, 주의하지 않으면 어떻게 될까?

해마다 기상 이변으로 미세먼지나 황사가 그 어느 때보다 자주 발생할 것이라고 한다. 면역성이 약하거나 알레르기 및 호흡기질환을 앓고 있는 사람들은 황사를 주의해야 한다. 황사는 호흡기질환과 안질환, 피부질환 등 다양한 질환을 일으키거나 악화시킨다.

호흡 중 황사가 들어가면 기도 점막을 자극해 호흡 곤란과 목의 통증을 느낄 수 있다. 알레르기성 비염, 천식, 만성폐쇄성폐질환 환자, 어린이나 노약자의 경우 황사에 노출되면 증상이 더욱 악화될 수 있다.

황사가 심할 때 건강생활수칙

황사가 심할 경우 가능한 외출을 자제한다. 먼저 황사가 심할 때는 야외활동 대신 실내활동으로 전환시키는 것이 바람직하다. 외출 시에 황사에 노출되지 않도록 긴소매 옷을 입고, 외출후에는 손과 얼굴을 잘 씻는 개인위생을 청결히 한다. 귀가 후에는 반드시 손과 발 등을 깨끗이 씻도록 외출 시 마스크를 착용한다. 황사는 일종의 분진이기 때문에 마스크를 착용하면 상당부분을 걸러낼 수 있다. 황사에는 미세먼지 뿐 아니라 각종 중금속도 함유되어 있기 때문이다. 특히 황사주의보나 황사경보가 발령된 날에는 야외활동을 자제해야 한다. 면역성이 떨어진 아이들은 각별히 주의한다. 면역결핍성 환자, 신생아, 항암제 치료중인 환자 등은 외출 등을 삼가야 한다. 황사 속에 묻어오는 미생물이 일반인에게는 별다른 해가 안 되지만 면역성이 떨어진 이들에게는 피해를 줄 수 있기 때문이다.

미세먼지에는 발암 물질이 있나요?

담배연기와 마찬가지로 미세먼지에도 발암물질이 많이 포함되어 있다. 미세먼지에 중요한 성분은 탄소화합물, 이온성분, 금속성분 등으로 구성되어 있다. 이온성분이 호흡기 점막에 닿게 되면 점막의 수분과 반응하여 산이 되어 염증반응을 일으키기 때문에 호흡기 증상이 발생된다. 흡연을 하시는 분들은 이미 담배로 인한 염증이 있기 때문에 더욱 악화될 가능성이 높다[표 16].

[표 16] 미세먼지 및 초미세먼지의 성분

탄소화합물	검댕, 유기탄소, 벤조피렌
이온성분	이산화황, 염소, 이산화질소, 일산화탄소, 암모늄, 칼륨, 나트륨, 칼슘 등
금속성분	비소, 납, 수은, 구리, 니켈, 크롬, 철등 유해 중금속
기타	세계보건기구(WHO) 산하 국제암연구소(IARC)는 대기오염물질 가운데 미세먼지를 1급 발암물질로 지정했다.

미세먼지가 있으면 창문을 철저히 닫아야 할까? 열어야 할까?

창문을 열고 환기하고 싶은데 밖은 미세먼지가 있다. 겨울철 실내 공기 오염이 걱정이다. 미세먼지가 겨울에 더 나빠진다. 두 가지 모두 걱정이다. 그래도 하나를 선택하라면 환기를 선택해야 한다. 단, 미세먼지 주의보가 아주 나쁨이 아니라면 환기가 중요하다. 겨울철에 집안의 실내 공기 오염도 미세먼지 못지 않게 나쁘기 때문이다. 실내 공기 오염의 주범은 주방의 유해가스, 난방제품, 전자제품 등이다. 환기는 공기 순환과 더불어 냄새도 제거해 준다. 겨울철 난방으로 인하여 건조해진 실내공기의 습도 유지에도 도움이 된다.

겨울철과 봄철 환절기 호흡기 건강관리

우리나라는 4계절이 뚜렷하다. 계절이 변할 때를 환절기라고 한다. 환절기의 특성은 바람이 많고, 스모그, 오존, 미세먼지, 황사, 꽃가루 주의 경보가 자주 발동된다. 특히 최근 지구 온난화 현상으로 인하여 기후변화가 심하고 일교차가 크다. 사람이 기후변화에 적응하지 못해 생체 리듬이 불안정해지고 신체 저항력이 떨어진다. 게다가 독감 등 감기 바이러스에 감염될 가능성도 증가한다.

환절기 체온관리가 감기를 예방한다.

춥다고 실내에서 웅크리고 있으면 난방으로 인한 건조함과 실내공기오염으로 인하여 호흡기 질환은 더 잘 생긴다. 규칙적인 운동과 충분한 휴식, 평소보다 많은 수분을 섭취해야 한다. 체온이 떨어지면 면역력이 떨어져 감염에 취약해진다. 일교차가 클 때는 체온조절이 쉽도록 여분의 옷을 준비해야 한다. 자주 실내 환기하는 것이 무엇보다 중요하다. 흡연은 늘 미세먼지 나쁨 상태와 같은 정도의 공기를 마시는 것과 같다. 금연은 선택이 아니라 필수이다.

의사와 원활한 의사소통하기

환자들은 의사 앞에 서면 아무런 생각이 나지 않는다고 한다. 꼭 하고 싶은 말이 있었는데 병원에 들어서면 잊어버린다. 대기 환자는 많고, 진료 시간은 짧다. 짧은 시간이라 더욱 심리적으로 압박을 받는다. 분명 물어볼 말이 있었는데 집에 오는 길에 생각이 난다. 다음에는 꼭 물어보리라고 다짐하지만 생활하다 보면 또 잊는다.

환자가 의사와 의사소통을 잘하는 법이 있다. 궁금한 점을 미리 메모하여 보여 주는 것이다. 자신의 증상과 증상의 변화를 기록해도 된다. 만일 고혈압 환자라면 매일 혈압을 재어서 갖고 가면 추가적인 검사를 한번 덜 받아도 된다. 환자가 궁금한 내용과 원하는 것을 적는다. 환자는 의학적으로 중요하거나 필요한 정보를 알지 못한다. 환자 자신 생각을 기록하는 것이 의사에게는 매우 유용하다. 지금까지 받아왔던 치료 기록이나 약물도 좋다. 환자 스스로 질병의 이해도를 알 수 있고 무엇을 걱정하는지도 알 수 있기 때문이다. 의사는 환자의 메모를 통하여 신속하고 정확하게 환자에게 불편한 점을 중점적으로 이해하고 진단과 치료의 방향을 설정한다. 3개월마다 지방에서 다니는 어르신은 매번 자필 메모를 적어 오신다. 증상의 변화와 남아 있는 약제까지 친절하게 적어 오신다. 이런 경우 진료는 메모한 사항을 넘어 추가적인 문제를 확인할 수 있게 한다. 환자의 메모는 짧은 진료 시간을 길게 활용하고 의사소통을 위하여 기발한 수단이다.

의사를 만나기 전 미리 메모를 적는다면 무엇을 적어야 할까? 우선 증세(증상)의 변화를 적어야 한다. 시간별로 증상이 어떻게 변했는지 기록하는 것이 중요하다. 때로는 증상이 언제 악화되는지도 적는다면 좀 더 효율적인 진료가 가능하다. 마지막으로 정말 궁금한 점을 메모하여 갖고 온다면 훌륭한 환자이다. 메모해오는 환자들에게 나도 메모로 답장한다. 나는 외래 진료에서 설명을 종이에 한다. 기관지와 폐 모형이 그려진 바탕 그림을 그려 설명한다. 정확한 수치를 제시하면서 메모를 전한다. 돌아서면 잊어버리는 환자를 위한 배려이다. 환자는 집에 가서도 의사에게 들은 수치와 설명 메모를 보면서 상기한다. 환자와 의사의 의사소통을 위하여 메모는 더없이 좋은 수단이다.

의과대학 학생들이 실습을 나온다. 외래에서 진료 상황을 지켜본다. 잠깐 시간을 내어 학생들에게 질문한다.

"무엇을 보았나요?"

학생들은 처음에는 환자를 본다. 환자가 호소하는 것과 질병의 진단과 증상들을 지켜본다. 나는 답답한 마음에 학생들에게 말한다.

"여기 왜 왔는지요?"

학생들은 당황해한다. 외래 참관 시간은 미래의 의사들이 외래에 와서 앞으로 어떻게 진료하면 될지 실습하는 장소이고 시간이다. 학생들은 환자를 볼 게 아니라, 나를 바라봐야 한다. 그냥 보는 것 이상으로 학생들이 교수가 되어 행동하고 말해 보아야 한다. 이것이 외래 참관시간의 본질이다.

의사는 괜찮다고 말한다. 숨이 턱까지 차고 이동식 산소를 하고 들어온 환자에게 검사 결과가 괜찮다고 말한다. 폐기능이 정상예측치의 30%밖에 되지 않지만, 안정적으로 병원을 다니는 환자에게도 조금 좋아져서 잘 유지된다고 희망적인 이야기를 쏟아 낸다. 의사가 주눅이 들면 환자는 더 그렇다. 환자에게 조금이라도 희망을 주는 것이 의사의 말이다. 환자도 알고 있다. 자신의 질병이 얼마나 진행이 되었는지 알고 있다. 그럼에도 불구하고 환자가 의사에게 듣고 싶은 말은 희망 섞인 따뜻한 말 한마디이다.

"얼마나 더 살 수 있을까요?"

"3년만 더 살았으면 좋겠습니다."라고 말하는 80세 환자에게

"100세까지 사실 걱정을 하세요!"라고 하는 것이 의사의 말이다.

의사의 말은 죽어가는 환자도 살린다.

환자는 자신의 질병 진단명이 무엇인지 궁금해한다. 기침만 하는 데 정말 천식인지 확인하고 싶기도 하다.

환자 : 선생님, 저의 진단명이 무엇인가요?
의사 : 음, 솔직히 지금은 정확히 모르겠습니다.
환자 : 네? 의사 선생님이 모르시면 어떡하나요?

의사도 모를 때가 있다. 모를 때는 모른다고 하는 것이 더 맞는 진단이다. 물론 추정하는 질환은 있다. 증상이 있으니 질병이 있다고 추정되지만, 증상이 변화무상하고 저절로 좋아지기도 한다면 한두 번 진료로 진단이 어려울 수 있다. 환자를 보면서 경과를 지켜보자고 할 때가 이때이다. 경과를 지켜보자는 것은 아무것도 하지 않는다는 의미는 아니다. 시간이 지나가면서 상태의 변화를 관찰하고 치료의 반응을 보면 보이지 않는 진단명이 보인다. 의사가 잘 모른다고 할 때는 어설픈 답을 강요하여 듣기보다 열심히 답을 찾는 중이라고 이해하는 것이 좋다. 의사가 모른다고 할 때가 환자와 의사가 진정 소통이 필요할 때이다.

잘 모른다고 하는 의사를 만나는 것은 행운이다. 마찬가지로 의사들이 잘 하지 않는 말이 있다. 의사가 잘 못했다거나 틀렸다는 말이다. 의사도 사람이고 실수를 할 수 있다. 그럼에도 불구하고 의사는 틀렸다고 말하지 않는다. 의사가 실수하는 이유는 다양하다. 가장 큰 이유는 아직 질병에 대하여 현대의학이 완전하지 않기 때문이다. 또 다른 이유는 의사가 모를 수 있기 때문에 틀릴 수 있다. 모른다고 하면 틀리지 않을 가능성이 높다. 하지만 모르는 것을 안다고 했기 때문에 틀리면 틀렸다고 말하지 않는다. 모른다고 하는 의사가 틀릴 확률이 낮고 진정한 의사이다.

　기침만 나는 환자를 천식으로 진단하기는 쉬울 것 같지만 또 어렵기도 하다. 진짜 천식인지, 일시적으로 천식처럼 보이는 질환인지, 만성기관지염 등 호흡기 질환의 증상인지 다양한 원인을 고려해야 한다. 임상적으로 기침하고, 천명이 들리고, 호흡곤란이 있으면 진단이 어렵지 않다. 이러한 증상이 시시각각 변화하거나 계절과 날씨 및 환경에 따라 악화 요인이 분명하면 충분히 진단할 수 있다. 알레르기 검사, 폐기능 검사, 천식 유발검사 등에서 천식에 합당한 검사 결과가 나오면 어렵지 않다. 하지만 기침만 하는데 원인이 될 만한 알레르기도 없고 기간도 비교적 짧다면 경증 천식이 생겼는지 구별하기는 쉽지 않다. 공자 말씀에 "아는 것을 안다고 하고, 모르는 것을 모른다고 하는 것이 진정으로 아는 것이다."라는 말이 있다. 정확히 모른다면 앞으로 알아가면 된다. 의사는 병명을 족집게처럼 맞추는 점쟁이가 아니다. 질병으로부터 고통받고 있는 환자의 문제를 차근차근 해결해 나가는 것이 의사의 일이다.

건강나이가 중요하다.

　두 발로 걸어 다닐 수 있는 나이가 건강나이이다. 다른 사람의 도움이 없어도 생활할 수 있다. 나이가 들수록 스스로 움직이는 습관이 중요하다. 근력이 있어야 마지막까지 두 발로 걸어 다닐 수 있다. 건강나이를 지키기 위하여 집안에서 보이지 않는 실랑이가 있다. 88세 어르신을 모시고 온 아들과 환자와의 대화이다.

　　의사 : 안녕하세요. 어르신 많이 건강해 지셨네요?
　　환자 : 아니오! 온몸이 아프고 힘들어 죽겠어요. 안 아픈 곳이 없어요.

의사 : 힘들어도 가볍게 운동도 하셔야 해요. 움직여야 아프지 않습니다.

　　　 아프다고 가만히 누워만 지내시면 더 많이 아프세요.

환자 : 나도 아는데 귀찮아요.

보호자 : 매일 집에서 운동하시라고 말씀 드리는데 전혀 움직이려고 하지 않으세요.

의사 : 가만히 누워서 지내시는 것은 근력을 위축시키고 관절이 굳어져서 건강에 더

　　　 안 좋으세요. 그리고 어쩌다 움직이시면 근력이 약해져서 다치세요. 꾸준하게

　　　 움직이시는 것이 좋습니다.

보호자 : 아버님, 의사 선생님이 조금이라도 걸어 다니시는 것이 좋다고 하시네요.

의사 : 어르신, 침대에 누워서 오래 사시면 뭐 합니까? 한 발짝이라도 걸어 다니셔야죠.

환자 : 네, 한번 해볼께요.

움직이기 귀찮다고 누워만 지내시기 시작하면 정말 일어나지 못하게 된다. 살아도 살아 있는 것이 아니다. 항상 누군가의 도움을 받아야 한다. 누군가의 도움을 받아야 하는 나이를 쇠약 나이라고 한다. 가능하면 건강나이를 연장하고 쇠약 나이를 줄여야 한다. 나이에 맞는 적절한 운동을 통하여 관절의 경직을 막고 근력을 유지할 수 있게 한다. 무엇보다 쇠약 나이가 되면 근력이 약해 침대에서도 떨어지는 외상을 당하기 쉽다. 노인의 외상은 질병보다 치명적이다.

의사의 일

의사는 환자에게 담배를 끊게 하려고 노력한다. 대부분의 의사는 바쁜 외래 시간에 환자의 금연을 시도한다. 우리나라 국민건강보험체계의 행위별 수가체계에서 금연 안내와 권고를 설명하느라 들이는 시간은 의사의 수입에 도움이 되지 않는다. 아울러 만약 그 환자가 금연을 하여 호흡기 증상이

좋아지면 경제적 손실이 생긴다. 가만히 보면 참 바보같은 일이지만 매일같이 금연을 권하고, 체중을 관리하며, 건강관리에 도움이 되는 운동 조언에 아낌없이 시간을 보낸다. 아이러니한 것은 정말 환자가 좋아져 환자가 생기지 않는다면 의사의 존재가치가 저하된다. 자신의 존재가치를 줄이면서도 환자의 건강을 생각하는 것이 의사의 일이다.

점심시간 이후 건물 주변에서 무리 지어 흡연하는 사람들을 본다. 다가가서 호흡기내과 의사 명함이라도 돌려야 하나 생각해 본 적이 있다. 그러면 저들이 담배를 끊으려나? 참 오지랖이 넓다. 길을 지나가다 전혀 모르는 사람이 담배를 피워 폐가 나빠질 걱정을 하니 나는 영락없는 호흡기내과 의사이다.

천식 환자를 보면서 치료를 잘하면 환자가 약도 줄이고 별로 할 일이 없어진다. 외래 방문도 차츰 뜸해진다. 그래도 좋다. 그래도 된다. 천식은 완치되니까 환자가 알아서 병원 방문을 중단하기도 한다. 천식 치료하는 의사로서 천식 환자에게 말한다. 흡입기를 사용하다가 1주이상 완전히 증상이 없으면 약을 중단해도 된다. 호흡기 환자가 모두 없어지더라도 오늘도 천식을 완전 치료하기 위하여 또 설명하고 설명한다. (아무리 오래 설명해도 건강보험수가는 없다.) 환자의 치료가 의사의 일이고 보람이기 때문이다. 그러다가 한참 몇 개월, 몇 년 지나 다시 방문한다. 10년만에 다시 병원을 찾은 천식 환자와의 대화이다.

의사 : OOO 씨 안녕하세요? 어디가 불편하세요?
환자 : 안녕하세요? 제가 언제 마지막으로 다녀 갔죠?
의사 : 아, 네? 의무기록을 보면 아마도 약 10년전 쯤 되는 것 같습니다.
환자 : 그렇게 오래 되었어요? 선생님, 그때 치료받고 지금까지 잘 지냈어요. 그런데 최근에 감기에 걸렸는데 이후 계속 기침이 심해졌습니다.

개인 병원에서 치료했지만 낫질 않아서요. 갑자기 10년 전 선생님 생각이 났습니다.

의사 : 아, 네, 아마도 감기 때문에 가지고 있던 천식이 나빠졌나 봅니다.

간단하게 검사를 하고 다시 뵐까요?

환자 : 아, 네. 예전에 알레르기도 있었는데, 알레르기 검사도 다시 해보고 싶습니다.

알레르기가 계속 변한다는 말을 들어서요.

의사 : 네. 증세가 심하지 않아서 지난번처럼 빨리 치료될 겁니다. 검사하고 다시 뵐께요.

플라세보 효과와 노세보 효과

히포크라테스는 의사에게 세 가지 무기가 있다고 하였다. 첫째는 말, 둘째는 메스, 셋째는 약이다. 메스보다 약보다 더 중요한 것이 말이다. 이 약을 드시고 나을 것이라고 하면 약을 먹기도 전에 다 나은 것 같은 것이 환자의 마음이다. 금연을 하기 위하여 약을 처방하면 성공률이 약 20% 정도이다. 약 대신 위약(가짜약)을 투여해도 약 12%의 성공률을 보인다. 약이 위약 보다 효과가 있으니 승인을 받는다. 하지만 플라세보 효과도 진짜 약의 약 60%에 가까운 효과를 보이는 것이다. 당신의 말을 바꾸면 세상을 바꿀 수 있다. Change your word, change your world.

호흡기에 좋은 음식, 몰래 먹지 마세요.

나는 현대의학 의사이다. 대부분의 현대의학 의사는 민간요법과 대체의학에 대하여 언급을 자제한다. 대부분의 민간요법이 과학적이지 않기 때문이다. 하지만 많은 환자는 늘 궁금하여 의사에게 물어본다. 어떤 식품이 호흡기에, 나의 질병에 좋은지 문의한다. 나는 내가 아는 상식과 과학적 입장에서 상담을 해 준다. 호흡기에 좋다고 알려진 음식이 있다. 만일 이런 음식을 통하여 민간요법을 하고 싶다면 몰래 하지 말고 의사와 상의해 보는 것이 좋다. 각종 비타민, 건강보조식품 뿐만 아니라 전래하는 민간요법도 의사에게 당당하게 물어보자. 반드시 과학적 근거가 있어야 식품을 먹을 수 있는 것은 아니다. 사람들과 내가 좋다고 생각하면 긍정적으로 작용할 수도 있다. 만성 호흡기 질환은 현대의학이 해결하지 못하는 부분이 있다. 이런 경우 나는 과감하게 민간요법을 권하기도 한다. 병원약과 민간요법을 병행하고 나서 좋아지는 환자도 있다. 우리나라에서 전통적으로 내려오는 민간요법을 소개한다.

호흡기 증상은 간단하다. 기침, 가래(객담), 호흡곤란, 객혈, 흉통이 전부이다. 객혈과 흉통은 별개로 취급되고, 호흡곤란의 원인은 심장과 구분하여야 한다. 남는 것이 기침과 객담이다. 기침과 객담은 개별적으로 나타나기도 하지만 동반되기도 한다. 대부분 호흡기 증상에 좋다고 알려진 음식은 기침과 객담의 증상에 대한 대증적(원인과 상관없이 증상만 개선 시키는) 민간요법이다.

은행, 호두, 도라지, 배와 꿀 또는 물엿 중탕 등은 잘 알려져 있다. 돼지고기, 밤, 살구씨, 뽕나무 잎, 박하, 호박, 생강 등도 호흡기에 좋다고 한다. 호박의 속을 비우고, 꿀, 은행, 생강을 넣고 중탕하여 마시면 좋다. 무우 생즙, 오미자, 참기름, 귤껍질 등이 기침과 가래를 호전시킨다. 살구씨, 복숭아

씨, 뽕나무 뿌리 껍질, 송진가루 등이 천식에 좋다고 한다. 복용법이 쉽지 않다. 부작용을 생각하여 조심해서 소량을 해보고 반응을 관찰하여 점차적으로 증량하는 것이 바람직하다. 어떤 경우라도 의사에게 알리고 또 효과와 반응도 상의하는 것이 좋다.

괜찮으니 약이나 다오

"괜찮으니 약이나 다오."

병원을 찾는 어르신들의 소망이다.

숨이 차고 기침한 지가 10년이 넘었는데 지금에 와서 무슨 치료를 해서 나을 거냐. 이렇게 살다가 편안히 죽으면 그만이다. 이제 살면 얼마나 더 살겠느냐고 하신다. 이런 분을 뵈면 참 답답함을 느낀다.

사람마다 수명이 다르다. 평균 수명이 90세에 가깝다. 지금 노인들은 이렇게 오래 살 거라고 예상하지 못하고 80세가 넘었다. 예전 부모님에 비하면 최소 10년은 더 살았으니 70세가 넘으면 이제 갈 때가 됐다고 생각하시는 어르신들이 많다. 80세가 되어도 지병이 없으면 건강한 삶을 사시는 분들이 많다. 최근 들었던 건배사로 '백두산'이라는 말이 있다. '백 세까지 두 발로 산에 가자'를 줄여 부르는 말이다. 누군가 백 세까지 살지도 모르겠지만 사는 것도 부담이라고 한다. '백 세까지 두 발로 화장실'만 가도 좋겠다 해서 건배를 '백두화'로 했다고 한다. 스스로 늙었다는 생각도 문제다. 늙었다고 생각하면 진짜 늙게 된다. 긍정의 마음을 갖고 늙었지만 건강하게 살면 평생 청년처럼 살 수 있다.

호흡곤란에 대한 유감

나이가 들면 으레 숨이 차다고 생각한다. 오히려 반대이다. 나이가 들면 활동이 줄어 심폐기능의 요구도가 줄어든다. 질병이 없다면 있던 호흡곤란도 좋아진다. 예를 들어 폐기능이 50%밖에 되지 않는 만성폐쇄성폐질환 환자도 대략 80세가 지나면 호흡곤란이 좋아진다. 신체 활동이 현저히 줄어들기 때문이다. 더 이상 나빠지지 않도록 관리한다면, 80세의 신체 활동에는 50%의 폐기능으로 충분하다. 그러므로 나이가 들어 숨이 차다면 분명 질병이 있거나 악화를 의심해 봐야 한다. 호흡곤란처럼 기침 가래도 마찬가지다. 노인이 되면 으레 기침한다고 생각한다. 나이 들면 해소, 천식이 누구나 생긴다고 착각한다. 노인들은 기침 가래 호흡곤란이 있어도 좀처럼 병원을 찾지 않는다.

나이가 들면 폐의 기능은 줄어들기 마련이다. 동양적인 사고와 생활방식은 일단 나이가 들면 활동을 줄인다. 동적인 서양 생활방식과 다르다. 어쩌다 숨이 차면, 나이가 들어 숨이 찬 것으로 착각하고 활동을 더 줄인다. 호흡곤란이 있어도 병원을 찾지 않아 병을 키우게 된다. 우리나라 문화는 스스로 나이가 들어 힘이 없고 숨이 차는 것으로 진단하고 당연한 것처럼 받아들이는 경향이 있다. 호흡곤란의 원인을 찾아보는 것이 아니라 나이에 이유를 돌리고 나이에 맞는 행동양식을 조절하여 적응하려고 한다. 무슨 말인가 하면, 젊었을 때는 활동량이 많다가도 나이가 들면 활동량이 줄게 마련인데 특히 숨이 찬 경우에는 더욱더 활동량을 줄여 숨이 차지 않다고 착각하게 된다. 거의 움직이지 않고 그저 견뎌 나가는 것이다. 증상이 있어도 참으면서 병을 이긴다고 생각한다. 점점 더 폐기능은 나빠지고 가만히 있어도 숨이 차게되고 견디지 못하게 되면 그때 가서야 병이 생겼다고 병원을 찾는다.

건강하지 않으면서 오래 살면 뭐 하나?

　　지금은 90세의 시대이다. 앞으로 10년이 더 지나면 100세의 시대가 온다. 그러니 지금 50대 이하의 세대에게 고한다. 본인들의 의지와 예상과 달리 남자는 110세와 여자는 120세의 시대가 오고 있다. 무방비로 살다 보니 110세, 120세가 되었다고 할 것인지, 철저하게 준비를 하여 110세 시대를 맞을 것인지 고민해야 한다.

평균수명보다 건강수명을 늘려야 한다.
오래 사는 것보다 건강하게 오래 사는 것이 중요하다.

　　평균수명이 길어지면서 단지 오래 사는 것이 부럽지 않다. 건강수명이라는 말이 있다. 건강수명은 평균수명에서 허약기간을 뺀 것이다. 허약기간은 스스로 살지 못하고 누군가의 도움이 필요한 상태이다. 일본에서 허약기간은 남자가 8년, 여자가 12년 정도라고 한다. 남녀 평균수명이 5년 정도차이가 나니 대략 85세 전후부터 허약기간이다. 건강수명까지만 살면 좋겠지만 마음대로 되지 않는 것이 목숨이다. 허약기간 10년을 어떻게 보내야좋을지 사람마다 생각이 다를 수 있다. 중요한 것은 생의 마지막을 어떻게보낼지를 결정해야 한다. 생의 마지막을 병원에서 보낼지 가족의 품에서 보낼지 말이다. 병원은 생을 마감하는 곳이 아니다. 병원은 사람을 살리는 곳이다. 폐렴에 걸린 고령자 노인에게 입원을 권할 때가 가장 힘들다. 왜냐하면 그들이 이제 죽으러 입원하는 것은 아닌지 의심한다. 나는 며칠만 입원해서 호전되면 곧바로 퇴원을 약속한다. 입원하는 목적은 퇴원하기 위함이다. 병원에서 행복한 노인은 없다. 가족 품에서 마지막을 보낼 수 있다면 가장 행복한 죽음이다.

유언과 미리 하는 감사인사

유언이라고 하면 좀 거창하고 거북하다. 유언보다 미리 전하는 감사 인사라고 하자. 누구나 죽음에 임박하면 말하기도 생각하기도 어렵다. 누구에게나 그런 상황이 닥친다. 잘 알면서도 실천하기 어려운 것이 '미리하는 감사인사'이다. 일본 영화 '엔딩노트'에서 말기 위암 환자인 주인공은 90세를 넘긴 노모에게 작별인사를 한다.

'앞으로 자주 찾아뵙기 어려울 것 같다.'
'편안히 잘 계시라.'고 당부하는 전화를 드리는 장면이 나온다.

자주 전화드리지 못해도 건강하게 잘 사시라고 미리 감사 인사를 드린다. 살면서 고마운 사람들에게 감사 인사를 정신이 맑을 때 해 두자. 목소리가 맑고 정신이 멀쩡할 때 인사가 진심이다. 한 번에 다 못하면 여러 번 두고두고 기회가 있을 때마다 하는 것도 좋다. 돌아가실 분들도 준비하고 돌아가실 분에게도 미리 인사를 해 둔다면 가장 편안한 죽음을 맞을 수도 있겠다. 늙고 병들고 죽는 것은 피할 수 없다. 피할 수 없으면 즐기라는 말이 있지 않은가? 각자가 즐기는 법을 고민하여 실천하는 것이 피할 수 없는 죽음을 맞이하는 최선의 방법이다.

초고령화 사회에 '고독사'가 아닌 '재택사'입니다.

우리나라 사람들의 약 70%는 병원에서 사망한다. 코로나19를 겪으면서 병원에서 외로이 사망하는 사람들을 본다. 코로나19 때문에 면회도 제한되고, 임종도 맞지 못하게 된다. 집에서 가족 품에서 임종하는 것이 얼마나 소중한 일인지 알게 되었다. 예전에는 집안에서 장례를 하였다. 아파트 문화가 정착이 되고 대형병원에 속한 쾌적한 장례식장이 문화를 바꾸었다. 모두가 병원에서 사망하고 장례도 병원에서 한다. 편리해진 점도 있지만 사망하는 사람 입장에서 가족과 마지막을 보낼 수 없어 아쉽다.

최근 집에서 사망하는 '재택사'를 원하는 사람이 많아졌다. 가족들 품에서 임종을 맞고 장례는 장례식장에서 진행한다. '재택사'는 '고독사'와 다르다. 세간에는 집에서 혼자 죽는 것을 '고독사'라고 한다. '고독사'는 말 그대로 이유여하를 막론하고 가족 없이 혼자 죽었다는 말이다. 대부분 이런 경우 50대에서 60대가 많다. 사망하기 전부터 사회적으로 고립된 경우에 고독사할 가능성이 높다. '고독사'는 고령의 노인이 '재택사'하는 것과 다른 개념이다.

세상에 슬프지 않은 죽음은 없다. 그럼에도 불구하고 죽음은 누구에게나 다가온다. 초고령 사회에 대한 수없이 많은 정책이 있다. 초고령 사회 정책이 저출산 정책처럼 공허한 이유는 근본대책이 부족하기 때문이다. 초고령 사회 정책의 시작은 사망에 대한 정책부터 출발해야 한다. 어떻게 죽을 것인지에 대한 공론화와 정책을 수립하고, 죽기 전 남의 도움이 필요한 허약수명 기간 동안의 대책과 간단한 일을 할 수 있는 건강수명 기간 동안의 정책이 구분되어 수립되고 시행되어야 한다.

의학은 가장 젊은 과학이다.

의학의 시작은 과학이 아니었다. 의학에 과학이 도입된 것은 200년 남짓 되었다. 로베르트 코흐(Robert Koch, 1843)의 미생물 개념이 도입되고, 알렉산더 플레밍(Alexander Fleming, 1881)이 페니실린 발견 이후 급격하게 발전하였다. 의학에 과학을 도입하려는 새로운 시도는 순탄하지 않았다. 세균이 질병을 옮길 거라는 개념의 발전에도 불구하고 의료계는 여전히 과거를 답습하고 있었다. 헝가리 출신 의사인 젬멜 바이스(Ignaz Semmelweis, 1818~1865)는 출산후 산모의 산욕열을 예방하기 위하여 손씻기를 강조하다가 오스트리아 병원에서 추방당했다.

의학이 과학적으로 입증되기까지 수없이 많은 도전과 시련이 있었다. 미국 초대 대통령 조지 워싱턴의 공식 사인은 '과다출혈'이다. 눈 내리는 날 무리하게 말을 타고 산책하다가 폐렴과 후두염에 걸렸다. 지금은 시행하지 않지만, 당시에 유행하던 '사혈요법'을 받다가 혈액을 너무 많이 뽑아(약 2.35리터를 사혈했다. 몸 전체 혈액의 절반 정도의 피를 뺀 것이다.) 3일 만에 과다출혈로 사망했다. 지금 생각하면 어처구니없는 일이다. 노벨상을 받은 베르너 포스만(Werner Forssmann) 지도교수의 반대에도 자신의 팔 정맥에 카테터를 최초로 심장의 우심방에 삽입하였다. 포스만은 이후 해고당하였다. 시작은 과학이 아니었을지 모르지만 의학은 계속 발전하고 있다. 불치의 질병으로 알려진 많은 질환을 극복하기 위하여 완전하지 않지만 지속적으로 발전하고 있다. 아직 해결하지 못하는 질병이 있다고 해서 의학을 완벽하지 않다고 말할 어떤 근거도 없다. 지금 현재를 살아가고 있는 인류에게 가장 최선의 치료이기 때문이다.

맺음말

　세상에서 가장 무서운 것은 맹신이다. 굳게 믿고 있으면 다른 의견이 들어갈 틈이 없다. 아예 들으려고 하지 않으니 의견을 낼 수도 없다. 한 가지 사실에 대한 오해는 이렇게 무섭다. 여러 가지 호흡기 증상이나 질병에 대하여 수없이 많은 오해가 있다. 오해는 이해하지 못하는 사실로 끝나지 않는다. 증상을 가볍게 여겨 치료를 방해하거나 잘못된 치료를 받게 되어 질병을 악화시키고 심지어 치료 불가능한 상태로 고착된다.

　의사의 일은 질병을 치료하기 전에 치료된다는 믿음을 갖게 하는 것이다. 치료의 시작은 질병과 싸우려는 마음을 내려놓고, 질병을 관찰하고 내 몸에서 내보낼 수 있는지, 그렇지 않다면 적극적인 관리가 필요한지를 환자와 의사가 같이 찾고 알아가는 과정이다.

　좋은 의도의 어설픈 이해는 나쁜 의도의 깊은 이해보다 더 나쁘다. 그만큼 정확한 이해가 중요하다. 처음부터 올바로 알고 진단하고 치료한다면 나중에 결과는 너무나 다르게 나타난다. 호흡기 질환에 드리워진 여러 가지 오해를 걷어 버리고 정확하게 이해하여 기침 없는 사회가 되기를 바란다. 환자들에게는 호흡기 질환을 극복하는 계기가 되길 바란다.

　천식과 같은 만성질환은 치료되지 않는다는 불신 때문에 치료 시기를 놓치는 사람이 많다. 현대의학이 모든 질병과 문제를 해결하지 못한다고 해서 한의학, 대체의학, 자연의학, 니시의학 등을 찾는 사람도 있다. 붕어빵에 붕어가 없고 칼국수에 칼이 없듯 한의학, 대체의학, 자연의학, 니시의학에

철학은 있어도 의학은 없다. 붕어빵과 칼국수처럼 의학이라는 글자만 있을 뿐이다. 현대의학이 불치병을 치료하지 못한다고 해서 실패했다고 할 수 없다. 현대의학은 계속해서 발전하려고 노력 중이다. 대체의학에는 이러한 과학적 근거와 근거를 입증하려는 노력이 없다. 분석 없이 통합하려는 철학과 그럴듯한 해석과 설명만 있다. 왜냐고 물으면 원래 그렇다고 한다. 이해할 수 없지만 원래 말에 속는 것이지 과학에 속지 않는다.

현대의학은 근거 중심으로 과학적 접근을 시도한다. 과학이란 어쩌다 성립되는 것이 아니라 같은 상황이라면 늘 재현되는 것이다. 비행기가 과학적으로 설계되지 않았다면 안전한 착륙을 보장하지 못한다. 의료도 과학적으로 입증된 치료를 하기 때문에 한계가 있다. 아무리 과학이 발달해도 비행기 사고가 일어나듯 의료에서도 사고가 일어난다. 비행기 사고 때문에 비행기를 타지 않는 사람이 있을 수는 있다. 하지만 매일 같이 수십수백 만명이 매일 같이 비행기를 탄다. 자동차도 마찬가지다. 모든 약에 부작용이 있지만 하루에 수천억건의 약물 처방이 이루어지고 있다. 구더기 무서워 장을 못 담글 수는 없다. 부작용이 있지만 우리는 약물의 이득이 더 크기 때문에 현대의학을 선택하는 것이다.

의학은 비행기만큼 안전하다지만 여전히 불확실한 과학이다. 의학은 가장 젊은 과학이다. 청춘처럼 완벽을 추구하지만 불완전하다. 의료가 완벽하다는 오해를 버리고 의료의 한계를 이해해야 한다. 왜냐하면 의학은 가장 젊은 과학이기 때문이다. 질병이 심해 환자가 돌아가셔도 의사는 일말의 책임감을 느낀다. 무언가 더 나은 방법이 없었을까 고민하고 되새겨본다.

올해는 토끼해이다. 코로나19와 전쟁이 발생하여 아직도 진행형이다. 토끼는 굴의 입구를 최소한 3개 이상 판다. 거북이에게 속아 용궁까지 간 토끼는 지혜를 발휘하여 빠져나왔다. 토끼해를 맞아 행복과 건강 두 마리 토끼를 잡으라는 덕담을 주고받았다. 행복은 주관적이다. 하지만 건강은 객관적이다. 어떻게 해야 행복해지는지 사람마다 다르다. 분명한 것은 건강해지는 방법이다. 건강해지려면 운동과 규칙적인 식사 두 마리 토끼를 잡아야 한다.

지금 50대 미만의 사람들은 100세가 아니라 110세의 시대를 대비해야 한다. 110세까지 건강하게 살려면 잘 먹고 운동해야 한다.

사람들은 운동을 어렵게 생각한다. 운동이라고 하면 거창한 헬스클럽이나 힘든 달리기를 생각하기 때문이다. 운동은 건강관리를 위하여 투자하는 시간이다. 하루 1시간은 나의 몸을 위하여 관리하는 시간이 필요하다. 내 몸에 맞는 적당한 움직임을 만드는 것이다. 누구나 가능하다. 언제 어디에서나 가능하다. 추운 겨울 집안에서도 가능하다. 시간과 의지만 있으면 어떤 체력과 신체능력을 가졌던 상관이 없다. 가볍게 땀이 날 정도로 운동을 하는 것이 건강하게 사는 비결이다.

나이가 들면 두 가지 때문에 건강을 잃어버린다. 첫째는 질병이 생긴다. 질병은 노화의 과정이다. 암이 생기거나 만성질환의 합병증이 생기는 것도 오래 살기 때문에 일어난다. 많은 사람이 질병을 걱정해서 조기에 진단하고, 진단 후 치료하고 관리하려는 것은 질병이 나빠지면 건강을 잃어버리기 때문이다. 누구나 질병에 대한 걱정과 대비는 웬만큼 하면서 산다. 하지만 나머지 한 가지 이유는 잘 모른다.

두 번째 건강을 잃어버리는 이유는 다치는 것이다. 고령자는 알게 모르게 질병만큼 다쳐서 건강을 잃는다. 예를 들어, 한 노인이 큰 병 없이 잘 지내시다가 목욕탕에서 미끄러졌다가 대퇴골이 골절되었다. 갑자기 움직임이 불편하고 병원에 입원하여 욕창도 생기고 식욕도 떨어져 시름시름 앓다가 건강을 잃는다. 노인이 다치는 이유는 근력이 부족하고 반응이 느려지기 때문이다. 젊었을 때는 충분히 반응하여 피하거나 미끄러지지 않을 것도 노인이 되면 넘어진다. 수없이 많은 노인이 질병만큼 다쳐서 건강을 잃는다.

다들 짐작만 하지 현실을 모른다. 현실에서는 노인 외상이 심각하다. 노인이 다치지 않으려면 여러 가지 대비가 필요하다.

노인이 다치지 않기 위하여 첫째, 근력이 필요하다. 의료에서도 건강 유행이 있다. 한때 비타민 같은 영양제가 건강관리의 유행이었다. 최근까지 골다공증은 모든 사람이 관심을 두는 건강 주제였다. 지금은 근력이 더 우세한 건강 주제이다. 노인들이 넘어져 다치면 골절이 온다. 골다공증이 있으면 가볍게 넘어져도 쉽게 부러진다. 골다공증이 문제라고 생각했었다. 하지만 근본적인 문제는 약해진 근력이다. 넘어지지 않으면 부러지지 않는다. 근력이 약하니 쉽게 넘어진다. 큰 동작이 아니어도 넘어진다. 근력을 강화하려면 규칙적인 운동보다 좋은 것이 없다. 운동하면 근력도 생기고 골다공증도 좋아진다.

어떤 어르신들은 지팡이를 짚는 것을 싫어하신다. 늙었다는 외부 시선이나 스스로 쇠약을 인정하기 싫기 때문이다. 젊은 사람도 등산할 때 등산용 지팡이를 사용한다. 힘든 운동을 할 때 지팡이는 균형을 잡게 한다. 지팡이는 약해진 근력을 보완하여 균형을 잡아준다. 지팡이를 통하여 상체 운동 능력이 향상된다. 두려워하지 말고 멋진 지팡이를 가까이해야 다치는 것을 예방할 수 있다. 비상시에 소리를 내거나 야간에 반짝이는 지팡이도 있다.

현대 의료에 대한 오해를 넘어 완전한 이해를 통해 110세 시대를 준비하자.

참고문헌

본 QR코드를 스캔하시면
참고문헌을 확인하실 수 있습니다.

저자 약력

염호기

인제대학교 호흡기내과 교수 역임

서울백병원 원장 역임

대한의학회, 대한의사협회 정책이사

대한환자안전학회, 한국의료질향상학회, 대한수면학회 회장 역임

대한의사협회 코로나 19 대책 전문위원회 위원장

의료감정원 의료감정심의위원장

한국보건의료연구원 이사 역임

의료기관평가인증원 이사 역임

의사들의 수필동호회 '수석회' 회원

의약평론가 등재

저서: '성찰은 인생의 선물상자', '스코틀랜드 산책'

전문서적: '동맥혈가스검사', '환자안전의 이해', '수면의학',

'중환자 의학' 등 다수

기침하는 의사, 기침 잡는 의사: 숨쉬기 편한 세상을 꿈꾸며

초판발행	2023년 10월 31일
중판발행	2023년 12월 5일
지은이	염호기
펴낸이	안종만·안상준
편 집	배근하
기획/마케팅	조성호
표지디자인	이은지
제 작	고철민·조영환
펴낸곳	(주) **박영사**
	서울특별시 금천구 가산디지털2로 53, 210호(가산동, 한라시그마밸리)
	등록 1959. 3. 11. 제300-1959-1호(倫)
전 화	02)733-6771
f a x	02)736-4818
e-mail	pys@pybook.co.kr
homepage	www.pybook.co.kr
ISBN	979-11-303-1783-0 93510

* 파본은 구입하신 곳에서 교환해 드립니다. 본서의 무단복제행위를 금합니다.

정 가   14,000원